Comprehensive Guide to
Medical Examination

明明白白
做医学检查

主　审　赵晋华
主　编　汪太松
副主编　孙　娜　刘长存

上海交通大学出版社
SHANGHAI JIAO TONG UNIVERSITY PRESS

内容提要

本书由医学领域专家以通俗的语言讲述了目前医学领域超声学、影像学、核医学和内窥镜等各类检查的作用,检查过程和注意事项,对大家在检查过程中碰到的一些疑惑给予浅显易懂的解答,并在最后一章从心理学的角度分析了社会上对一些医学检查误解的原因,解除了广大民众心中的疑虑,辟除了一些关于医学检查的谣言,从而有利于缓解当今医患矛盾。本书科普知识点覆盖面较广,适合普通大众阅读,也可供专业医务人员参阅。

图书在版编目(CIP)数据

明明白白做医学检查/汪太松主编. —上海:上
海交通大学出版社,2024.9—ISBN 978-7-313-31328-7

Ⅰ.R446

中国国家版本馆 CIP 数据核字第 2024LX9555 号

明明白白做医学检查
MINGMINGBAIBAI ZUO YIXUE JIANCHA

主　　编:汪太松

出版发行:上海交通大学出版社　　　地　　址:上海市番禺路 951 号

邮政编码:200030　　　　　　　　　电　　话:021-64071208

印　　制:上海新艺印刷有限公司　　经　　销:全国新华书店

开　　本:880mm×1230mm　1/32　印　　张:5.875

字　　数:127 千字

版　　次:2024 年 9 月第 1 版　　　　印　　次:2024 年 9 月第 1 次印刷

书　　号:ISBN 978-7-313-31328-7

定　　价:39.00 元

前　言

　　医学检查，是每个患者在就医过程中必须面对的事情。随着各种检查设备和技术的更迭，医学检查在各种疾病的早期、快速诊断中发挥了非常重要的作用，在全球号召精准医疗的时代，医学检查对疾病的准确诊断是实现精准医疗的前提。各种医学检查过程有的简单、有的复杂，检查费用有的低廉、有的昂贵。当医生给患者开各种检查单时，由于就诊患者太多，难以有足够的时间给每个患者解释所要进行检查的作用和必要性，往往打印了一堆检查申请单丢给患者，只说句：先去检查吧。部分患者一头雾水，而后在转战各个检查科室时既要取号，又要长时间的排队，甚至因为一些准备工作存在问题而多次往返医院，积累了很多怨气，造成了心理上的抵触情绪，甚至怀疑医生为了创收乱开检查单，让原本就紧张的医患关系雪上加霜。

　　为了向公众普及各种医学检查的基本常识，让公众了解各种医学检查需要注意的事项与如何在医院高效完成各种医学检查，以及如何与医生就检查的相关问题进行有效沟通，编写组根据自己的专业知识和在医院接待患者检查20余年的经验编写了此书，期望能为患者提供一些帮助。本书各位编者均为工作在医、教、研一线的临床专家，拥有丰富的医学实践经验，同时热爱科普工作。

　　本书每个章节的内容均经过认真推敲、修订和审稿，但限于编者水平，书中难免存在诸多不足，恳请读者在阅读过程中发现问题并给予指正，在此谨表衷心感谢。

赵晋华

（长三角核医学与分子影像专科联盟主席）

汪太松

（上海市医学会核医学分会技术学组副组长）

目　录

第 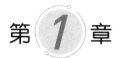 章

神奇的电波——生物电篇

　　自然界一切生物体都能产生电,这种由生物体产生的电,称为生物电。人体可以产生生物电,以大脑为例,当机体受到刺激时,感觉器官就会兴奋产生生物电,并通过神经传到大脑,大脑根据信息做出反应并发出指令,经传出神经传给相应的效应器官。这些信息传递的过程就是由生物电完成的。正常人的生物电变化是很有规律的。当发生疾病时,将患者的生物电与健康人做比较,就可以发现疾病所在。随着现代医疗技术的发展,医生已可以借助仪器监测人体生物电的变化,对一些疾病做出早期诊断。现在临床应用最多的生物电检查技术包括心电图、脑电图和肌电图等,下面就让我们一起来认识一下这些神奇的电波。

来自心脏的电波:心电图

　　心脏是一个血泵,通过心脏收缩不断地泵出血液,供给全身组织细胞营养。心脏停搏,就意味着全身组织细胞断水断粮,时间短会使组织器官功能受损,长则导致患者死亡。所以正常的心脏搏动是维持生命最基本的要求。那么心脏为什么会自动、

有规律地搏动呢？因为有正常的心电传导系统，通俗地讲，就是心脏自带微型发电及传导装置，能够自动、节律性地发出生物电，并在心脏内传播，引起心肌收缩，从而实现心脏泵血。如果心电传导系统异常或停电，心脏搏动就会异常或停搏，严重时会导致患者死亡。正常的心脏搏动除了要有正常的心电传导系统以外，还必须要有正常的心肌，这样才能在心电正常的情况下，引起心脏收缩。如果心肌出现炎症、坏死或纤维化，即使有正常的心电，心脏也不可能正常收缩。

心电图就是利用心电图机在体表记录心脏在每个心动周期电活动随时间变化的曲线图，而心动周期是指从一次心跳的起始到下一次心跳的起始的时间间隔。心电图检查操作简单、价格低廉且对人体无损伤，多年前就被纳入体检范围，每年为数以亿计的民众筛查心脏疾病。尽管很多人都已经不止一次做过心电图检查，可是对于这项检查，却经常有这样的疑惑：心电图可以检查出哪些疾病？心电图带电吗？怀孕了能不能做心电图？心电图上面歪歪扭扭的曲线到底代表什么？窦性心律到底是什么意思？今天我们就给大家全面介绍心电图，揭开心电图神秘的面纱，解开大家心中对心电图的疑惑，以便能更好地认识心电图的价值。

什么是心电图？

心电图是心脏检查的一种，心脏跳动是由它本身的一种微弱的电活动来控制的，而心电图就是通过仪器把这种电活动直观地在图纸上呈现。有些人会注意到在心电图检查结果中标明了每分钟的心跳数，那么心电图只是用来数心跳吗？当然不是，心电图除了可以反映心跳的频率之外，还可反映心电的电压和电波变化。而医生根据每个心动周期的心电变化可判断患者的心脏是否扩大，起搏是否正常，心脏有无缺血、梗死，传导有无障碍，心律有无失常等。

心电图适合哪些人群？

心电图对大部分心脏疾患、心包疾患以及部分肺部疾患都有临床价值。尤其对由心电传导系统异常引起的心脏疾病，心电图是首选的检查方式。下面我们简要介绍心电图适用于哪些疾病。

（1）心律失常：心律失常是指心脏起搏及节律的异常，表现为心跳不规律，有提前、延后或者停跳等情况。患者如果出现心慌、心跳紊乱、突然头晕、眼前发黑、晕倒、意识障碍等症状，都有可能是出现了心律失常，此时心电图是诊断心律失常的最有效的方法。

（2）急性心肌梗死：急性心肌梗死是冠心病的严重形式，是心肌持续而严重缺血导致的心肌坏死。如果出现突然剧烈胸痛、胸憋、压榨感，或者左肩、左上肢、下颌甚至牙齿疼痛，或者剧烈腹痛，都有可能是急性心肌梗死的症状。心电图简单便捷，是及时诊断急性心肌梗死的重要检查方法。

（3）心绞痛：心绞痛是冠心病的另外一种表现形式，是心肌短暂、轻度缺血，发作性胸痛部位、性质类似心肌梗死，但持续时间短暂，多小于 30 分钟。患者出现以上疑似心绞痛症状时，首选心电图进行辅助诊断。

除了以上疾病外，心电图还可对房室肥大、心包炎、电解质紊乱等进行辅助诊断，但临床还需要结合症状、病史和其他检查综合分析。

尽管心电图对筛查心脏疾病意义重大,但部分民众对进行心电图检查仍有一定顾虑。有些人会问心电图带电吗? 如上所述,心电图就是把心脏本身的电活动通过仪器直观地用图纸呈现,因此是不带电的,这个"电"字说的是人体本身的生物电。所以在进行心电图检查时无须紧张,并不会有被电到的风险。还有人会问我明明是胸部不舒服,为什么要在手和脚放置导联线? 这其实是因为心电图检查有规定的位置,简单来说就是双手、双脚,以及左胸前(心脏大概部位,右位心患者除外),以便获取心脏的生物电信息,而不是哪里不舒服查哪里。此外,还有人关心孕妇能不能做心电图? 答案是肯定的,心电图没有辐射,非常安全。而且在怀孕期间做心电图非常必要,因为怀孕时心脏负担加重,有些之前没表现的心脏隐患可能会暴露,所以孕妈妈应该及时了解自己的心脏情况,及早做准备。

心电图的检查方法

常规心电图是检查心脏疾病最为简便、安全、价廉的检查方法之一。除此之外,心电图还可以有多种检查形式:如心电图运动实验、动态心电图、食管心电图和心内心电图等检查方法。下面重点给大家介绍一下临床上比较常用的常规心电图、心电图运动实验和动态心电图。

(1)常规心电图:普通体检及疾病检查用的都是常规心电图,检查方法是在被检者安静的情况下记录心电变化,适用于所有人群,无禁忌证。常规心电图又分为 12 导联与 18 导联心电图,两者区别是什么? 该如何选择呢?

首先大家要明白导联的意义:导联是指从一个规定的角度与方向记录心电的变化,不同的导联有不同的方向与角度。就像要拍摄一个物体,可以从多个方向与角度去拍摄。这样大家该明白,拍摄的方位和角度越多,对这个物体的了解就越全面。心电图检查是通过研究心脏电变化来判断疾病的,不同方向与角度记录的心电是不完全相同的(节律虽然相同,但电的方向与高低却不同),多方向与角度记录心电变化,对心脏各部位的情况了解更加详细。

18 导联是在 12 导联的基础上,增加了 3 个右胸前导联,3个后壁导联,便于发现右心室与左心室后壁的病变,避免了 12导联对这些部位疾病的漏诊。所以,对怀疑有心肌梗死的患者,特别是 12 导联未查出病变的,必须做 18 导联。如果是常规体检,12 导联即可。

(2)心电图运动实验:运动时的心电图检查称为运动平板试验,这项检查主要观察患者在运动中的心电图变化,对临床心肌缺血的诊断提供帮助。在运动负荷下,需要心脏增加供血量,如受检者存在冠脉血管狭窄,则会出现供血不足,心电图会随之发生变化。心电图运动试验是逐渐增加运动量到一定程度,记录运动前、运动中及运动后的心电图变化。心电图运动试验主要适用于不典型胸痛,或可疑冠心病但常规心电图不能诊断的患者。

值得注意的是,心电图运动实验对于一些病情较重的患者是有危险的,要由医生评估后决定是否可以进行该项检查,不可自行决定。

(3)动态心电图:俗称 holtter 监测,是通过仪器连续记录患者 24 小时或更长时间的心脏电活动,并通过特殊软件进行分析处理,以便发现普通心电图检查不易发现的异常情况。动态心电图是将心电图记录仪器带在身上,连续 24 小时监测并记录心电变化,然后由医生分析判断。动态心电图适用于有心慌、气促、眼前发黑、晕厥、一过性昏迷、一过性胸痛等症状,但常规心电图未能发现异常或诊断不明的患者。

心电图检查注意事项

心电图检查简便易行,安全无创、无辐射,一般不需要特殊准备。如果将一些细节做好,检查结果会更准确。

（1）检查前准备:因为心电图检查需要将电极直接置于胸部(18 导联心电图还需要加背部)、手腕和脚踝。所以为了方便操作,需特别注意以下两点:女性最好不要穿连衣裙(特别在夏季,没有打底裤),以免麻烦和尴尬;不要在手腕脚踝等处佩戴首饰,以免影响电极的放置。此外,心电图检查前还应避免影响心脏兴奋性的因素:检查前一天晚上正常睡眠,当天正常饮食,无须空腹;避免饮酒、剧烈运动等;检查前半小时,要处于安静状态,避免过多运动、吸烟、饮酒、喝咖啡等,避免紧张、焦虑、害怕等情绪因素。检查前如有佩戴首饰等物,提前卸下妥善保管;勿携带手机,避免影响心电。

（2）检查时:勿大笑说话,安静平卧,心情放松,避免躯体及肢体运动,肌肉放松,以免身体肌肉的收缩运动产生生物电,掺杂在心电中,干扰心电图的分析诊断。

心电图的解读

我们来看一下正常的心电图报告是什么样子的。很多人在做完心电图检查后看到报告中写了"窦性心律"四个字,每个字都认识但却完全不知道是什么意思,不免会有些紧张。那么什么是窦性心律呢? 在正常情况下,心脏都是由右心房上一个特殊的小结节控制整个电活动的,这个小结节就是窦房结,由它发放冲动从而引起心脏跳动所形成的心律就称为窦性心律。报告中出现"窦性心律"代表检查结果正常,无须担心。

还有一些人的心电图报告中会出现"窦性心动过速""窦性心动过缓"和"窦性心律不齐",这又是什么意思呢?健康成年人的正常心率范围是 60～100 次/分,超过正常值的上限,称为窦性心动过速;反之,低于正常值的下限,称为窦性心动过缓。健康成人在运动、体力活动、吸烟、饮茶或咖啡、饮酒、情绪激动时均可出现窦性心动过速,而窦性心动过缓则多见于长期从事体力劳动者、运动员以及睡眠状态。那么窦性心律不齐又是什么意思呢?正常人的心律一般是规律的,但有时心律会随着呼吸发生改变:吸气时心率增快,呼气时减慢,这就是窦性心律不齐。窦性心律不齐在青少年中比较常见,常常在体检中发现,大可不必紧张,一般无临床意义,随着年龄增长,会逐渐消失。

除了以上几种情况外,心电图报告中还会出现很多如"电轴左偏、ST 段压低、T 波改变"等专业描述,这类情况就要请专业的医生对报告进行解读,但我们对心电图结果也要有如下基本的认识。

首先,不正常心电图不一定就是心脏不正常。有的人拿到写有"不正常心电图"的报告单后,就确定自己得了心脏病,心慌腿软,焦虑万分。其实,"不正常心电图"有可能有以下多种原因。

(1) 可能是完全正常的:心电图受个体的胖瘦、高低、年龄、运动状况、心脏的位置、形态等多种因素影响,有些不够标准,可能是个体的正常变异。如横位心的心电轴轻度左偏,垂位心的心电轴轻度右偏,年轻男性的左室高电压、运动员的窦性心动过缓,青少年的逆钟向转位等,这些只是一项异于正常标准,但是会经常出现在正常人中的指标,所以无须担心。

(2)可能心脏周边的器官有疾病:心包、胸膜、肺及肺血管的病变,都可以影响到心脏的位置、搏动以及心电传出。如心包炎、一侧胸腔积液,或气胸、肺栓塞、慢阻肺等都可能出现异常心电图。

(3)可能全身性或身体其他部位有疾病:如电解质紊乱、药物影响、贫血、甲状腺功能亢进(甲亢)或甲状腺功能减退(甲减)、脑血管意外等,都可能出现异常心电图。

(4)最多的可能是心脏有结构或功能的异常。

其次,正常心电图不一定就保证没有心脏病,原因如下。

(1)心脏的某些结构性的疾病,在心电图上不一定能够显示,可能还需要做心脏超声检查。

(2)有些心脏疾病表现为发作性,如阵发性室上性心动过速、窦性停搏、心绞痛等,在短暂的心电图记录中没有被捕捉到。还有像急性心肌梗死,心电图随时间演变,发作初期可能出现正常心电图。

目前,每年全国有数十万人因为心律失常、心肌梗死没有被及早发现而死亡。心电图检查作为简便易行、价格低廉、无创、无损的辅助检查方法,对诊断心律失常、心肌梗死具有极其重要的临床意义。现在所有级别的基层医院均已配备心电图机,家用的掌上心电图机也已上市。但是,专业的心电图理论对于普通大众而言确实过于高深,甚至有人将心电图比作天书。普通民众如果能对心电图检查的临床意义和检查结果有初步的了解,那么在疾病发生时就可更好地配合医护救治,同时也更有利于医患双方的理解与协调。希望通过以上介绍,可以让读者对心电图有基本的认识,让更多人从心电图检查中获益。

大脑的波澜:脑电图

脑细胞活动时可以产生各种生物电信号。与大家熟悉的心电图检查一样,脑电图检查也是利用仪器来记录人体电活动的一种方式。脑电图可反映大脑在不同时刻的功能状态,对很多发作性疾病具有重要的临床价值,尤其在神经系统疾病方面,具有很高的诊断价值。但由于普通民众对脑电图不够了解,有些人甚至因为担心脑电图检查会损伤自己的大脑而拒绝检查,所以,今天我们就来介绍一下脑电图方面的基础知识。

什么是脑电图?

人脑组织本身可以自发地产生生物电。通过在头皮上安放的电极将脑细胞的电活动引出来并经脑电图仪放大后记录在专门的纸上,即可得出有一定波形、波幅、频率的图形和曲线,好似大脑的波澜,这就是脑电图。在正常情况下,脑细胞的生物电活动非常微小(百万分之一伏特),用普通的仪器监测不到。目前所用的脑电图仪记录到的波形是放大了一百万倍后的结果。脑电图是评价脑功能状态的一个敏感指标,当脑部出现病变时,脑电图就会有相应的异常变化。目前脑电图已被广泛应用于中枢神经系统疾病、精神性疾病以及心理学和认知科学研究领域,特别是对于癫痫等阵发性脑功能异常的定性和定位,脑电图是电子计算机断层扫描(computed tomography,CT)、磁共振成像

(magnetic resonance imaging，MRI)等都无法代替的一项检查。

脑电图适合哪些人群?

脑电图检查主要是为了评估脑功能,以及发现一些 CT 或 MRI 检测不到的异常状况。当脑部患有疾病时,脑电图就可能出现不同类型的异常波形。通过对脑电图异常波形的分析,并结合患者的症状和其他检查结果,临床医生就可以做出诊断并制订治疗方案。以下患者需要进行脑电图检查。

(1)癫痫。鉴于脑电图在癫痫方面的重要临床价值,我们先来介绍一下脑电图在癫痫的诊断、疗效评估和预后等方面的应用。癫痫是大脑神经元突发性异常放电导致短暂的大脑功能障碍的一种慢性疾病。脑电图在以下几个方面具有重要价值。

① 初次诊断和治疗方案的制订:患者的发作表现究竟是不是癫痫? 是哪一种类型/综合征的癫痫? 需要选择什么药物? 有时候为了明确诊断癫痫,需要反复做脑电图。

② 疗效评估:癫痫患者服用了抗癫痫药物后,应该怎么评价抗癫痫药物的治疗效果呢? 病情到底有没有好转呢? 临床医生除了要看患者癫痫的发作情况外,还需要结合脑电图进行分析。

③ 预后及脑功能评估:癫痫患者的脑功能如何? 儿童癫痫患者将来的智商如何? 这些都可以从脑电图上看出端倪。

④ 停药评估:当癫痫患者的癫痫不发作时间达到标准,考虑停药时需要行脑电图检查。如果脑电图提示还有很多异常放电,那么尽管患者已不再发作癫痫,但减药或停药后复发的风险很大,此时不建议减药。

⑤ 癫痫持续状态检查:癫痫发作很长时间不停歇称为癫痫

持续状态,这种状态很危险,需要及时进行干预。但是有的癫痫患者在发作时并不出现抽搐等明显的症状,脑电图对诊断这种癫痫持续状态具有重要的作用,对药物的选择和调整药物方案时机也有重要的作用。

⑥ 癫痫手术前定位:脑电图是癫痫手术前定位病灶的重要检查之一。

(2)睡眠障碍患者。睡眠障碍患者常需要进行睡眠脑电图检查。不同于癫痫患者的睡眠脑电图检查,睡眠障碍患者的睡眠脑电图检查需要安静的环境,不同的导联和不同的读图方式。

(3)昏迷患者。脑电图可以反映脑功能的损伤程度和昏迷深度,且早于临床症状。也就是患者昏迷程度怎样? 病情恶化了还是好转了? 甚至什么时候能醒? 脑电图都有预测作用。因此,昏迷患者推荐进行脑电图监测。

(4)脑膜炎/脑炎患者。脑电图有助于诊断各种脑膜炎、脑炎、脑寄生虫疾病。

(5)亚急性硬化性全脑炎。亚急性硬化性全脑炎在脑电图上有特异表现。也就是出现标志性波形的脑电图,能让医生快速诊断该病,结合临床症状,没有疑点即可确诊。

(6)克雅氏病。克雅氏病在脑电图上也有其特异性波形,脑电图可以辅助诊断克雅氏病。

(7)部分头痛、头晕患者。脑电图对头痛、头晕病因分析并没有重要的价值。但是部分癫痫患者没有抽搐发作,而癫痫合并头痛比例较高,有些头晕就是癫痫发作,但往往被很多患者忽略而耽误诊断和治疗。这部分头痛、头晕患者如果脑电图中有异常放电,会促使医生重新分析症状,将不典型的癫痫尽早做出诊断。

（8）精神疾病。精神疾病需要借助脑电图与神经内科疾病进行鉴别。

（9）其他。有些疾病也会出现脑电图异常，如脑血管病和颅内占位疾病（如肿瘤）、脑外伤、中毒、认知和智能障碍疾病、代谢性疾病等。

值得注意的是，尽管脑电图是一项安全、无创的检查，但以下情况不建议进行脑电图检查：

（1）头皮严重外伤、广泛或开放性颅脑外伤，无法安放电极或可能因检查造成感染者。

（2）脑电图仪非便携式不能移至床旁，患者病情危重不宜搬动者。

（3）极度躁动不安、当前无法使其安静配合检查者。

脑电图分类及检查方法

脑电图根据不同的临床需要可分为常规脑电图、动态脑电图、视频脑电图、立体定向脑电图。

（1）常规脑电图。脑电图技师会先测量患者的头部，以便把电极放在正确的部位；随后在头皮上标记电极放置的位点（标记在检查后很容易清洗）；接着技师会在头皮上标记的部位涂抹上温和的磨砂膏，这有助于脑电图记录；最后再贴上电极。常规脑电图多用于综合医院的门诊，记录时间通常在 30 分钟左右。

优点：时间短、费用低、操作方便。

缺点：常规脑电图监测时间短，而癫痫发作是随机的，放电较少或只在睡眠期放电的患者进行常规脑电图检查时容易漏诊。所以目前常规脑电图在癫痫诊治方面的使用率呈逐年下降的趋势。

（2）动态脑电图。动态脑电图监测又称为便携式脑电图监测，患者在身上佩带一个监测盒子，盒子连着头皮上的电极片，通过日常生活完成脑电记录，随后由电脑对记录数据进行处理。通常可连续记录 24 小时左右，因此又称 24 小时脑电图监测。由于没有视频设备，所以主要适用于发作频率相对稀少、短程脑电图记录不易捕捉到的患者；或癫痫发作已经控制，准备减停抗癫痫药物前或完全减停药物后复查脑电图（监测时间长且不需要剥夺睡眠）的患者。

优点：患者可以自由活动，不影响正常生活。

缺点：生活中难免出现干扰因素，由于没有视频资料对照，无法完全确定癫痫发作与脑电图的关系，导致诊断的不确定性，也是在逐步被淘汰的一种脑电监测。

（3）视频脑电图。视频脑电图在脑电图设备的基础上增加了视频设备（白天高清摄像头拍摄，晚间红外线拍摄），同步拍摄患者的临床表现。监测时间可以根据设备条件和病情需要灵活掌握，从数小时至数天不等，在此时间段内绝大多数患者能记录到一个完整的清醒—睡眠—觉醒周期。由于记录脑电活动的同时还收集到了患者当时的状态，可以准确观察临床或者其他特异表现与同步脑电图的关系，方便排除相关干扰因素，因此比动态脑电图更加准确可靠，可作为癫痫手术之前的定位检查。

优点：视频与脑电监测可互相对照，是目前监测癫痫发作最可靠的方法之一。

缺点：需要预约，费用相对较高，监测期间患者不能下床离开监控区，只能在监测床上吃饭和大、小便。

（4）立体定向脑电图。立体定向脑电图是目前最先进的脑电图检测技术，通过微创手术和立体定向技术在脑组织中植入电极，可以精准定位癫痫病灶，为癫痫外科手术提供强有力的支持，通常在无创的视频脑电图无法准确定位病灶时使用。

优点：创伤小、风险低、监测精准。

缺点：费用相对较高。

此外，根据不同的临床需要，脑电图的导数也不同。导数是指脑电图监测仪放大器通道的数目，常见的有 32 导和 64 导，最高的可以达到 256 导。但并不是所有人都要用 256 导监测，癫痫病情越复杂，需要用到的导数越多。通常 32 导脑电图仪可以满足大部分患者的需要，但如果是某些特殊发作类型，如肌阵挛发作，则需要在四肢甚至面部肌肉同步记录肌电图，在这种情况下需要选用 64 导脑电图仪。当致癫病灶范围过大或者范围不明确时，就要采用导联数多的 256 导联脑电图仪，进行颅内立体定向脑电图（SEEG）监测以精准定位病灶。

由于患者病情各异，脑电图的监测时间也不尽相同。很多癫痫患者都遇到过这样的情况：有些医院的脑电图只需要做 30 分钟，有些医院则要做 4 小时、16 小时甚至 24 小时。实际上，这是因为癫痫发作是随机的，脑电监测时间越长，能捕捉到异常放电的概率就越高，结果就越准确。但在实际实施时，不可能无限久地监测下去，因此临床医生建议针对不同病情，分别采用 4 小时、16 小时、24 小时和长程视频脑电图这四个监测方案。

（1）4 小时监测。对智能发育差、不能配合较长时间的视频脑电图监测的婴幼儿或者病情较危重的患者不宜长时间监测，可以选择 4 小时动态视频脑电图监测。此外，发作较频繁或者放电较多的患者 4 小时的视频脑电图监测也足以协助诊断。

（2）16 小时监测。16 小时视频脑电图监测包括足够的清醒和睡眠时间,很多癫痫患者存在夜间睡眠放电加重的现象,所以脑电图检查需要包含完整的睡眠周期。而有的癫痫患者放电很少,增加脑电图检查时间可提高检查的阳性率,利于全面了解癫痫患者的病情。一般门诊患者做 16 小时过夜视频脑电图即可满足临床基本的诊断需要。

（3）24 小时监测。24 小时脑电图检测涵盖了完整的一天,能反映被检查者的惯常状态,对于发作频率低或者放电稀少的患者来说,24 小时脑电图比 16 小时脑电图更准确、更全面。

（4）长程视频脑电图监测。长程视频脑电图监测是指连续两日及两日以上的脑电图监测,以观察脑电图间歇期背景、发作期的具体症状学和发作期脑电图改变,可明确发作性事件的性质,为癫痫的诊断、病灶定位和术前评估提供关键信息。因此,有的患者需要鉴别发作是不是癫痫,而有的患者需要捕捉发作视频和了解症状学时需要进行长程视频脑电图监测。

脑电图检查前需要剥夺睡眠。这是因为脑电图异常及癫痫发作与睡眠有密切关系。大多数癫痫患者的异常放电仅出现在睡眠期或在睡眠期明显增多。为了保证患者在白天监测检查时能顺利入睡,必须在检查前一夜剥夺其睡眠。是否进行有效的睡眠剥夺直接影响脑电图的阳性率。此外,为了增加发现脑部异常放电的机会,脑电图检查时还需要进行诱发试验。常用诱发试验包括以下几种。

（1）睁闭眼试验:在脑电图记录中指示被检者睁眼,经过 10 秒钟左右让其闭眼。正常表现为睁眼时 α 波减弱或消失,闭眼

时 α 波恢复。此实验可诱发癫痫放电、判断脑发育的程度、判断皮质兴奋性程度等。

（2）过度换气诱发试验：让被检者闭眼，以 20～30 次／分的速率进行 3 分钟过度换气，多数小儿及一部分成人可见脑电图慢波增多、波幅增高。过度换气诱发试验对于癫痫失神发作是最为有效的诱发试验，可诱发典型的 3 赫兹棘慢复合波。

（3）睡眠诱发试验：绝大多数癫痫患者的异常波在清醒时不明显，进入睡眠期即开始出现明显的异常波。

脑电图检查的注意事项

怎么才能做好脑电图检查呢？患者需要做到以下几点。

（1）检查前准备：癫痫检查者必须做好剥夺睡眠的准备，检查从清醒状态开始，然后描记困倦、浅睡和深睡的脑电波，而异常放电最容易在浅睡眠期出现。我们一般不选择服用镇静催眠药物入睡后做脑电图，因为服药后，很快进入深睡状态，容易错过最易发现异常脑电波的浅睡眠期，而且，镇静催眠药物会影响脑电图结果。因此应在检查前三天内禁服。检查前一天洗头，要确保头皮表面及头发干净，忌用发胶、啫喱水等定型用品。避免穿尼龙衣服，以免静电干扰。关闭手机、平板电脑等通信设备，或者不带入检查室内。对于无法配合的儿童和精神异常者，可以在医生指导下适当服用镇静剂。检查前患者或患者家属应将既往病史告知做脑电图的医生；特别是既往有癫痫发作史的一定要告诉医生。因为癫痫患者的异常脑电波往往是阵发性的，通常做脑电图时需要连续记录较长时间才能捕捉到异常脑电波，为癫痫间歇期患者做脑电图检查有时需要连续检测 5～10 分钟，才能做出可靠的诊断。

（2）检查时，须放松肢体、平静呼吸。我们首先要排除一个疑虑：脑电图检查对我们的身体有伤害吗？通俗一点说，脑电图检查就好像用万用电表检测电路一样，只是应用仪器从头皮上检测来自脑细胞的自发性电活动，大脑并没有接受额外的刺激，因此，它是一项安全、无痛、无创伤的检查。脑电图检查本身也不会引发任何异样感觉和不适，除非自身发病，不仅对于成人安全，对儿童及新生儿也安全。因此，如因病情需要进行脑电图检查，大可放心检查，它对人的生长发育也不会有任何不利的影响。患者在进行脑电图检查时要抛弃紧张情绪，全身放松，安安静静地配合检查。因为如果过于紧张，可出现心跳加速、肌肉紧绷等，会影响脑电图的准确性。如前所述，脑细胞的电信号本身非常微弱，为了记录这么微弱的电位，脑电图仪的放大倍数非常大。而心脏电位、肌肉电位等的电压都远远高于脑电信号。以心脏电位为例，心电活动的电压比脑电信号高 1 000 倍。因此，当敏感的脑电图仪记录到这些强信号时，微弱的脑电信号就像草丛中的蚂蚁一样无处可寻。因此，在检查中需要保持安静、放松的状态。关闭手机、平板电脑等通信设备，或放置于检查室外。检查时头皮上要安放接收电极，此时不要紧张，以免脑电波受到干扰。脑电图检查是一个非常精细的检查，外界因素稍有干扰就会造成很大的影响。因此，在脑电图检查过程中，应避免室内人员来回走动，以免造成干扰。在脑电图检查过程中，患者应配合医生指令，做一些诱发试验，包括睁闭眼试验、过度换气诱发试验等。当医生说睁眼时，应该轻轻地睁开眼睛，双眼前视；医生说闭眼时，再轻轻闭上，通常要重复三次。医生要求用力呼气和吸气时，患者听到节拍声就要跟着用力呼气和吸气，最后可能出现口唇有点轻微的麻木,这是任何人都可能出现的现象,不必紧张。如果在做脑电图检查过程中身体有任何不适,或出现癫痫发作迹象时应及时告诉医生。脑电图检查不需要空腹,若有特殊要求,医生会在检查前告知。不同的药物对脑电图也会有不同的影响,在就诊时或进行脑电图检查前一定要如实告诉医生服用的药物及药量。

由于脑电图易受环境干扰,脑电图室一般都会有一个屏蔽装置来防止外界干扰。此外,脑电图的检查结果还会受到以下因素的影响。

(1)年龄和个体差异。脑电图反映的是大脑的功能,随着年龄增长,大脑不断发育,一般在 16 周岁趋向成熟。每个年龄段大脑的发育情况不同,都有其相对应的脑电图表现。老年人的脑功能会逐渐下降,如记忆减退,反应变慢,而脑电图中最明显的表现是其主要的波开始变慢。

(2)检查者的意识状态、生理条件。脑电图应在生理和病理条件稳定的情况下进行。急性感染、智力低下、发热、脑卒中(中风)、低血糖、电解质紊乱、酸碱失衡、妊娠、代谢性疾病、应激状态等都会影响脑电图的变化,影响诊断的准确性。

(3)某些药物作用。凡能影响大脑功能的药物都会影响脑电图结果,如苯二氮䓬类药中各种安定,激素类中地塞米松、强的松等,以及各种抗精神病药奋乃静、氯氮平等。某些饮料,如酒或咖啡等也会影响脑电图的波形。

以上是常规脑电图的注意事项,在做动态脑电图检查时可以按正常的规律生活,但不能进行剧烈活动,如奔跑等。为了保证检查质量,动态脑电图检查应尽量在医院里进行,且在检查过程中不能接听电话,因为接听电话时会产生干扰波从而影响脑电图结果。检查期间还要注意头皮电极是否脱落,远离有高压、放射电源的地方,及时记录生活日志。

脑电图的解读

脑电图出现异常时说明脑功能出现异常变化,这可能是大脑本身的原因,如感染、肿瘤、变性、血流中断等,也可能是全身的原因,如肝、肾等疾病导致代谢异常损伤了大脑,须结合临床症状进行综合分析。很多患者拿到脑电图报告时会看到 α 波、慢波、棘波、棘慢复合波、尖波、尖慢复合波等字样,却不理解这些波形的意义是什么,下面我们就来简单介绍一下。

（1）α 波:α 波指正常成人在闭目安静状态时出现的脑电波,频率为 8～13 Hz（赫兹）,在枕顶区最明显。此波在正常情况下呈等腰三角形,当 α 波等腰三角形形状破坏时,或频率下降,或波幅下降,甚至不出现,说明大脑功能发生了异常变化。

（2）慢波:慢波是指频率在 8 赫兹以下的脑电波,正常成人在清醒安静闭目情况下出现概率不多于 10%,但在睡眠状态可以出现更多慢波。婴幼儿患者由于大脑还没有发育完全可以有不同比例的慢波。因此,说慢波是异常波时,一定要结合患者的年龄及检查时的状态（睡眠还是清醒）,不能一概而论。

（3）棘波、棘慢复合波、尖波、尖慢复合波:脑电图报告里如果出现这些脑电波,说明大脑存在癫痫放电,患者需要服药治疗,并遵医嘱定期复查脑电图,根据脑电图结果调整治疗方案。如果想了解患者脑放电的严重程度,可以看脑电图对放电的描述,如偶见、少量、多量或大量,这些量的描述是医生根据整个监测过程中脑放电出现的频次做出的一个主观性定义,并没有很客观的指标。

值得注意的是，精神疾病是指在各种生物学、心理学以及社会环境因素影响下，导致认知、情感、意志和行为等精神活动出现不同程度障碍作为临床表现的疾病，而非大脑本身发生病变，因此精神患者的脑电图通常在正常范围内。

脑电图是检查脑功能状态的电生理技术，尽管科学发展带来层出不穷的新技术、新方法，但脑电图对神经疾病乃至一些全身性疾病仍具有重要的诊断意义，尤其在癫痫的诊断与治疗方面，是必不可少的工具和方法。

力量的信号：肌电图

肌电图检查作为神经内科的一种常见辅助检查手段，具有非常重要的临床价值。随着检查技术在医院的广泛应用和科普，目前民众对心电图、B超、CT、MRI等医学检查都已比较熟悉，但对肌电图还是不太了解。听到医生要求做肌电图这个检查时，患者常有以下疑问：肌电图是个什么检查？我为什么要做肌电图？这个检查会很痛吗？今天我们就为大家一一解答。

什么是肌电图？

如前所述，一切生物体都能产生电，肌肉和神经系统也不例外。肌电图就是记录肌肉静息、随意收缩及周围神经受刺激时各种电特性的一门技术。就好像电工可以使用电笔找出损坏的线路和灯泡一样，专业的医生通过对肌电图中电信号的分析，就可以判断周围神经肌肉（包括神经元、神经根、外周神经、神经肌肉连接处和肌肉）有无病变，以及病变的具体部位和类型。肌电图检查通过把仪器的两个电极与神经和肌肉串联起来，形成一个闭合性的电路，只要有电流存在，就说明神经、肌肉的连续性还在，根据电流的强度可以判断神经、肌肉损伤的严重程度。如果没有电流存在，则说明神经或者肌肉已经坏死了。肌电图对神经、肌肉疾病具有重要的诊断价值，可为神经、肌肉疾病的鉴别诊断提供重要的依据，甚至是某些疾病的主要诊断依据，尤其在神经、肌肉疾病的早期，临床症状不明显，影像学检查也没有明显改变时，肌电图可以发挥早期诊断的作用。比如，虎口肌肉萎缩，可能是尺神经损害导致，也可能是颈椎病造成的神经根损害的表现，还可能是运动神经元病的早期表现。仅通过影像学难以判断，而肌电图检查则可以明确诊断，减少误诊。

肌电图适合哪些人群?

肌电图是肌肉神经系统中的一项非常重要的检查，包括常规肌电图、神经传导检测、重复神经电刺激、F波、H反射、瞬目反射、单纤维肌电图、运动单位计数、巨肌电图等。肌电图的应用范围很广，那么肌电图适合哪些人群呢? 整体而言，当你出现肢体麻木、疼痛、肌肉无力及萎缩等症状，经过临床医生评估考虑可能是周围神经损伤(常见的有神经根型颈腰椎病、腕管综合征、腓总神经损伤等)、神经肌肉接头或肌肉疾病时，可进行肌电图检查以协助诊断。适用情形可以概括为以下几类。

(1)各种原因引起的神经疾病，出现手足麻木、无力、疼痛及其他感觉异常。

(2)各种外伤导致的神经损伤，判断神经损伤程度，以及是否需要手术治疗。

(3)面神经瘫痪的诊断及判断可能恢复的快慢，是否会留下后遗症,及时指导治疗。

（4）颈椎病、腰椎病导致的神经损害。

（5）神经肌肉接头疾病。

（6）各种肌肉疾病的诊断。

（7）脊髓和大脑病变的辅助诊断。

在适用肌电图检查的人群中,有一类患者需要引起注意,这就是发病率在逐年增高的糖尿病患者。糖尿病患者需要定期进行肌电图检查以排除糖尿病的常见并发症——周围神经病变。研究发现,糖尿病患者周围神经病变的发生率高达约60％,且随着病程进展,周围神经病变的发生率也逐步提高。周围神经病变早期评估和早期干预非常重要。但在病变初期,因临床症状并不明显,患者不易察觉。而等到症状显现时,病变多已比较严重,肌肉萎缩的风险变高。肌电图检查可协助糖尿病患者早期发现周围神经的临床前损伤,以便临床医生在病变早期制订精准的康复方案,避免病情恶化。

虽然肌电图是一项低风险检查,但并不适用所有的患者,以下人群不建议做肌电图检查:

（1）有出血倾向者,如血友病或血小板明显低下或出凝血时间不正常者。

（2）开放性骨折或创伤伤口未愈合者,或有外固定支架患者。

（3）安装心脏起搏器者。

（4）装有植入式自动心脏除颤器的患者。

（5）有皮肤或软组织感染活动期的患者(不应在感染灶附近检查)。

（6）意识不清，无法合作者。

（7）传染病患者。

（8）晕针者。

（9）有严重高血压、心脏病、脑血管病、血液病、糖尿病、精神障碍的患者（须在病情得到控制后再做检查）。

（10）孕妇。

肌电图的检查方法

肌电图检查通常包括肌肉肌电图和神经肌电图（也称为神经传导检查）两个部分。对大多数患者而言，肌肉肌电图和神经肌电图的检查需要同时进行，两者相辅相成，缺一不可。此外，肌电图还有一些特殊的检查项目，如用于检查神经肌肉接头处功能的重复神经电刺激检查，用于评价肌膜兴奋性变化的运动试验等，临床医生会根据需要进行选择。

肌电图医生手里有两样武器：电和针。检查的时候，肌电图医生首先会用带微电流的手柄刺激你的神经，来判断神经功能是否正常（类似电工利用电笔判断电线是否完好），检查过程会有轻微的触电、酥麻感觉，此为神经传导速度测定；然后，通过非常细的针电极插入检测的肌肉中，判断肌肉功能是否正常（类似电工利用开关判断房间灯泡能不能正常亮起），此为针极肌电图测定。肌电图检查需要根据患者的病情选择不同肢体，并对相关神经及肌肉逐一进行检查，因此耗时相对较长，检查时间从15分钟至1小时不等。检查流程如下。

（1）按照医生指示做一些动作，方便医生观察需要检查的肌肉位置所在。

（2）医生确定好位置后，会对相应部位的皮肤进行常规消毒。

（3）消毒完,医生会告知患者检查即将开始。一般先进行无创的神经传导速度测定,再做有创的针极肌电图检查,必要时还要完善诱发电位检测。在做针极肌电图时,会有针刺的酸痛感,患者要放松,不要紧张。

（4）针电极刺入之后,医生会进行放松、轻收缩、重收缩三种状态下的肌肉功能测定,此时患者要密切配合医生做出相应的肌肉动作。

（5）检查完毕,医生拔针后,使用医护人员提供的消毒棉签,对针眼部位擦拭消毒。

很多患者比较关心做肌电图这个检查时会不会很痛苦。神经传导速度测定为无创检查,但在检测过程中随着电刺激量的增加可能会有不适的感觉,但大多数人可以耐受。而针极肌电图是有创检查,需要将一个同心圆针扎入肌肉里,每扎一块肌肉都要不断地调整进针的方向、角度和深浅,以记录肌肉静息状态、肌肉轻度自主收缩状态(轻收缩)和肌肉大力收缩状态(重收缩)时的电活动,这个过程会有酸痛感,需要被检测者有较高的配合度,但绝大多数患者都可以耐受,所以无须过于担心疼痛问题。

肌电图检查注意事项

肌电图检查耗时较长,一般需要门诊预约检查时间,并了解预约单上的注意事项,询问是否需要停用某些药物。例如服用新斯的明等肌松药的患者,一般需要停药 18 小时才能进行检查。此外,肌酶检查一定要在肌电图检查前进行,因为肌电图检查后肌酶结果会偏高,48 小时后才能恢复正常。患者在检查当天按照预约时间到达检查室,并携带好相关的就诊记录和影像资料等,有助于肌电图医生优化检查流程。其他注意事项如下。

(1)检查前一天建议洗澡,保持皮肤清洁,不要涂抹化妆品,以免影响检测结果。

(2)检查当天穿宽松衣裤,方便暴露检查部位。如果在气温较低的天气进行检查,需要注意肢体保暖,穿好袜子、戴好手套,因为手脚冰凉会影响检查结果。检测完后可进行日常活动。

(3)检查当天不宜空腹,建议检查前正常进食,以免出现心悸、冷汗等低血糖反应。

(4)在检查过程中,积极配合检查医生的病史询问和体格检查。出现任何顾虑或不适要及时与检查人员沟通,患者有权终止检查。

(5)肌电图检查后不宜在扎针部位做电刺激治疗。

肌电图的解读

肌电图报告结果包括各项检查数据、结果描述以及诊断意见等。如前所述,肌电图检查是一个定位检查,因此诊断意见中常按照病变部位进行描述,如单神经或多发性周围神经损害、神经根损害、神经丛损害,或者提示神经肌肉连接部位损害、肌肉本身的问题等。值得注意的是,肌电图报告正常或未见明显异常并不一定代表患者没有病,拿到肌电图报告后,患者还需要咨询临床医生。临床医生会将所有的临床资料和其他检查结果如影像学检查等汇总分析,做出最终诊断。

总之,肌电图是目前广泛应用于临床的电生理诊断技术,是诊断和鉴别诊断神经肌肉病变及神经肌肉接头病变重要的客观检测手段。希望今天的介绍可以让大家对肌电图不再心存疑虑或恐惧,以免贻误病情,错失良"肌"。

第2章

不一样的声音——医学超声诊断

超声检查对绝大多数人并不陌生,可以说是设备检查中最常见的,上到大型三甲医院,下到乡村卫生院,都开展了超声检查。但是,做了那么多次的超声检查,大家还是会碰到一些不能理解的问题或疑虑,今天,我们就来讲一讲有关超声检查的那些事。

大家都关心的超声检查问题

相信很多读者都亲身体验过超声检查,这项检查在临床诊治过程中的应用非常普遍。超声检查种类繁多,相信大家对超声检查的来龙去脉一定非常感兴趣,那么下面的内容就为你答疑解惑。

什么是超声检查?

我们人耳能听见的声音频率范围为 20～20 000 赫兹,频率超过 20 000 赫兹的声音人耳是听不见的,称为超声波。比如蝙蝠发出的声音就是超声波。超声检查是利用超声波的物理信号诊断疾病。检查医生通过探头对着需要检查的部位发出超声波,超声波到达各个组织和器官表面并产生回波信号,再由探头

明明白白做医学检查

收集这个回波信号,并根据回波信号的强弱、时间,形成人体各种组织结构的超声学图像。

超声检查分为多种,B型超声(简称B超)是最常见的模式,可显示人体断层解剖结构信息,还能实时动态观察人体组织结构随时间的变化。除B超外,还有彩色多普勒超声检查,能观察人体心脏血管及组织器官中血流灌注情况。另外,还有M型超声,通常用于心脏超声检查,还有较新的超声检查技术如超声造影、弹性成像,都可提供人体组织不同的信息,用于疾病的进一步诊断。因为超声检查实时生成图像,检查者可动态选择对诊断最有用的部分观察并记录,利于快速诊断,所以往往是一些疾病筛查的首选。超声检查无辐射、无噪声,目前未知有长期的不良反应,可以说是最舒适的检查。超声检查设备还有小型、便携式的,可以随时移动至患者床边进行检查,灵活方便,一般一个部位收费只有100元左右,相对于其他大型设备检查,其费用非常低廉。

超声检查前需要注意什么呢?

超声检查是目前临床诊疗中重要的辅助检查之一,具有无创、便捷等特点,广泛应用于全身各大系统疾病的诊断。然而有一些患者因为不够了解检查前应做的准备工作,因未做好充分的准备而不能进行相应部位检查,致使吃"闭门羹",需要择日再来,浪费了宝贵的时间,甚至延误病情,容易引发医患矛盾,所以在收到检查单后,患者一定要认真听医生的嘱咐,仔细阅读检查单上的注意事项。这里,我们向你介绍一些超声检查前需要做的一些常规准备工作。

需要空腹的检查

含有胆囊、胰腺、肾动静脉、腹主动脉、下腔静脉的超声检查需要空腹。人类的胆囊是一个囊袋状结构，肝细胞分泌的胆汁会储存在里面。在做超声检查时，只有在胆囊饱满充盈的状态下才能观察囊壁及腔内情况，进食后，胆囊会自主收缩，排出里面储存的胆汁帮助人消化食物，这时称为餐后胆囊，收缩后的胆囊与一些病理状态如急性肝病或者慢性萎缩性胆囊炎的胆囊缩小容易混淆。检查前 3 天最好禁食牛奶、豆制品、糖类等易产气的食物，检查前 1 日清淡饮食，检查前 8～12 小时禁食禁水。这是为了防止餐后胆囊收缩，保证胆囊、胆管内胆汁充盈，减少胃肠道食物和气体的干扰。

需要憋尿的检查

含有输尿管、膀胱、前列腺、经腹子宫附件的超声检查应使膀胱充盈。在检查前 1～2 小时喝 500～1000 毫升水，等到有明显尿意的时候再进行检查。

在做泌尿系统及经腹子宫附件的超声检查中，因膀胱、输尿管及前列腺位于盆腔深部，有大量的肠管包绕，肠管内容物及气体会影响超声成像的质量，故应憋尿，使充盈的膀胱推开周围的肠管，提高超声的成像质量。

时间较长的检查：心脏超声

成人患者一般无特殊准备；对于小儿患者，因检查时间稍长，一般较难配合，易发生哭闹，从而影响图像的清晰度。成人做心脏彩超检查前若有剧烈的运动或者是情绪起伏很大的，应该休息一会儿等到心脏慢慢平复下来再进行检查。对无法配合的小儿，检查前几个小时不要睡觉，检查时家长可以将孩子哄睡着，让孩子在安静状态下完成检查。

无须特殊准备的检查

怀孕中晚期的产检、甲状腺、乳腺等浅表器官的检查及四肢血管、颈动脉等器官的超声检查，不需做特殊准备。

其他注意事项

常规超声检查一般需要 10 分钟左右，疑难患者所需时间较长，检查时需要耐心配合医生，给医生足够的时间做出较为准确的诊断。检查时最好穿宽松的衣裤，不要佩戴项链、手表等饰物；颈部检查患者宜穿低领的衣服。检查时最好带上以往的病历资料，这样医生可以将本次检查结果和既往检查结果进行比较，帮助判断患者病情的变化。

甲状腺超声检查

甲状腺是位于人体颈部的一个小内分泌器官，作用是分泌甲状腺激素，维持人体多种物质的新陈代谢。随着超声学检查的技术进步，很多甲状腺疾病在体检或其他疾病的常规超声检查中被发现，特别是最常见的甲状腺结节，也让包括笔者在内的很多人操碎了心。那么如何正确理解甲状腺超声检查报告，就让我们来给大家解读。

甲状腺超声报告的第一条往往会描述甲状腺的形态、大小，这属于基础诊断，就像我们体检时测量身高、体重。随后会描述甲状腺的回声、血流情况，在甲状腺功能亢进时，会出现血流信号丰富、火海症等描述。在桥本氏甲状腺炎时，会出现回声不均匀，血流信号增多的描述。此外，对于最常见的甲状腺结节会给出一个 TI-RADS(甲状腺影像报告和数据系统的分级标准)分类,这是甲状腺结节诊断报告的重点,但大家不容易理解。TI-RADS 系统目前国际上还没有完全统一的标准,各个国家的超声科医生依据各自患者人群情况,建立了自己的版本,诸如美国、欧洲、韩国、中国等都有不同的版本。今天,我们就来认识下中国人自己的 TI-RADS 分类系统。

中国版 TI-RADS(C-TI-RADS)分类系统里典型的良性结节主要特征是浓缩胶质回声(伴彗星尾伪像的点状强回声)。可疑恶性结节的特征包括:①瘦长型,垂直位生长(纵横比大于 1);②结节内部有微钙化;③回声方面表现为极低回声;④单纯实性回声(特别是以低回声为主时);⑤边缘不规则或甲状腺外组织的侵犯。

超声医生根据以上每个恶性特征进行打分,每个恶性特征 +1 分,良性特征 -1 分。根据结节出现的不同特征的累计分值来判断 C-TI-RADS 的类别,一共分为 6 类结节,其中 4 类里又可以进一步细分为 3 个小类:4A、4B、4C,不同的类别代表着结节不同程度的恶性风险(见表 2-1)。

表 2-1　中国版 TI-RADS(C-TI-RADS)分类

C-TI-RADS 分类	分值	恶性率/%	恶性风险
TI-RADS 1	无分值(没有结节)	0	肯定良性
TI-RADS 2	-1	0	肯定良性
TI-RADS 3	0	<2	基本良性
TI-RADS 4	1~4	2~90	可疑恶性
TI-RADS 4A	1	2~10	低度可疑恶性

（续表）

C‑TI‑RADS 分类	分值	恶性率/%	恶性风险
TI‑RADS 4B	2	10～50	中度可疑恶性
TI‑RADS 4C	3～4	50～90	高度可疑恶性
TI‑RADS 5	5	>90	基本恶性
TI‑RADS 6	穿刺活检证实为恶性结节	100	肯定恶性

那么，看到自己超声报告里不同类别的 C‑TI‑RADS，我们接下来该怎么做呢？

（1）TI‑RADS 1：恭喜你，甲状腺内没有结节。不需要处理结节相关问题，每年定期体检就可以。需要说明的是，没有结节不等于没有甲状腺功能问题，因为甲状腺还有很多其他的疾病。如果血化验提示甲状腺功能有问题的，则按照功能异常进行处理。

（2）TI‑RADS 2：肯定是良性的结节。同样是个好消息，处理主要看结节的大小和位置，一般 2 厘米以内的 2 类结节不需要任何处理，每年常规复查甲状腺超声就可以。如果是 2 厘米以上的，或者有引起压迫症状的，或局部有鼓起一个小包影响美观的，基本上通过超声引导下的消融或硬化等微创治疗也能解决问题。

（3）TI‑RADS 3 类：基本良性的结节。处理方案基本同 TI‑RADS 2 类。当然，如果是首次发现 3 类结节的，随访时间可以稍微缩短些，可以先半年左右复查一次；如果半年复查没问题的话，接下来每年常规复查就可以。

（4）TI‑RADS 4 类：可疑恶性的结节。其中 4A、4B、4C 细

分类的区别主要在于恶性风险的概率。经常会有患者问："我上次是4A类，这次变成了4B类，是不是病情有进展了，现在变成恶性了？"其实不是这么回事，不管是4A还是4B，都只是说明一个概率问题，因为超声检查没办法直接判断结节是良性的或是恶性的，只能通过一些超声的特征说明恶性的风险会更高一些，但对于这个结节来说，要么是良性，要么是恶性，所以无论4A还是4B，都有可能是良性也有可能是恶性，只要结节的大小、数目没有变化，仅是分类的变化，更多的是给你做检查的超声医生的判断不一样而已，并不能说明疾病已经进展了。所以大家不必太纠结4A、4B或4C，最主要是碰到4类结节后该怎么处理。一般需要做细针穿刺活检，特别是1厘米以上的结节，如果结节靠近包膜区域的，则建议0.5厘米以上的结节也最好能做个穿刺。当然，如果结节在0.5厘米以下的，即使是4类，也可以先不用穿刺，3～6个月复查就可以。

（5）TI-RADS 5类：尽管结节基本是恶性，但仍然有一定可能是良性的，其处理方案也同TI-RADS 4类，一般先进行结节穿刺，根据穿刺结果再决定治疗方案。

（6）TI-RADS 6类：已经被穿刺明确诊断是恶性的结节。其处理方案是，如果是1厘米以上的恶性结节，首选外科手术治疗；如果是0.5～1厘米大小的恶性结节，可以选择外科手术或超声引导下的微创消融治疗；如果是0.5厘米以内的恶性结节，可以选择动态观察，也可以选择消融治疗或手术治疗。

总体来说，即便是甲状腺恶性结节，绝大部分恶性度都非常低，属于全身各器官里恶性度最低的肿瘤，有"懒癌"之称，所以在发现甲状腺恶性结节后勿恐慌，按照医生的医嘱进行规范治疗,可以获得较好的预后。

乳腺超声检查

讲完甲状腺超声检查,下面我们来讲另一个超声检查优势器官——乳腺。根据最新的研究,乳腺癌已经超越肺癌成为全球发病率最高的恶性肿瘤,死亡率位居恶性肿瘤第 5 位,女性人群位居第 1。关爱乳腺,对女性同胞来说非常重要。在我国,每年进行常规健康体检的女性人群占比非常高,乳腺作为女性生理过程中一个重要的器官,也常出现在检查内容当中,而超声作为乳腺疾病常用的影像学检查方法,具有无辐射、诊断准确性高、方便快捷和易于随访复查等优点,在乳腺临床诊疗中应用广泛并且具有重要的价值。但是经常有女性朋友拿到自己的乳腺检查超声报告,却一脸发懵,脑海里常会有一系列问题,诸如:报告的内容以及报告的结果都是什么意思? 自己是不是长恶性肿瘤了? 后续该怎么处理? 下面我们通过这一节的讲解让大家认识乳腺超声检查以及理解乳腺超声报告。

我们先从最常见的乳腺增生开始,这个词相信很多女性都听说过,而且很多女性在经期会出现乳房疼痛,都归咎于乳腺增生,国内很多医疗机构的超声报告还会以乳腺增生这个结论出现在检查报告中,其实这种说法非常不严谨。

我们先了解一下增生是什么意思。增生是指细胞有丝分裂活跃而致组织或器官内细胞数目增多的现象,增生可分为生理性增生和病理性增生两种。因适应生理需要而发生,且其程度未超过正常限度者,称为生理性增生。人体一部分组织受到损害后,其余部分的代偿性增生也属生理性增生。由病理原因引起的,超过正常范围的增生,称为病理性增生。所以,增生不一定都是坏事,或者说不一定都是病变。比如,有些朋友热爱健身,如果没有肌肉增生就没有健身后的美丽线条;而乳腺如果没有增生,那么各大美容整形医疗机构的生意将会很红火,因为乳腺腺体不增生,何来丰满挺拔的乳房? 再者,即便真的是病理性增生,笼统地下一个乳腺增生的结论还是不准确的,因为乳腺增生症可表现为多种影像学改变:包括单纯性囊肿、腺瘤样结节、腺病改变等,而这几种不同的改变在乳腺病诊断标准 BI-RADS(乳腺影像报告和数据系统的分级标准)分级评价中已经归为不同的类别,处理及随访方式都各不相同。

还有些医院会测量乳腺腺体的厚度,这个有没有必要呢? 其实我们历来认为所有的测量都仅供参考,因为人体是有着很大个体差异的生命物种,人不是工厂流水线产品,每位女性的乳腺大小各不相同,测量数值不可能有正常标准,只能说多少范围内大致相同,非但个体间会出现差异,就连个体自身也会出现差异,有时候这种差异还会很明显,所以说,乳腺腺体的厚度在不同的人群、不同的人种、不同的生育期、甚至不同的生理周期中都不尽相同,没有必要去测量乳腺腺体的厚度。

上一节我们说了甲状腺的 TI-RADS 诊断系统,女性的乳腺同样也有类似诊断标准,就是乳腺 BI-RADS 分级评价标准,我们再来认识一下这套分级评价标准。

乳腺影像报告和数据分析系统(breast imaging reporting and data system, BI-RADS)是目前乳腺超声诊断普遍应用的分级评价标准,它的建立使描述乳腺病灶的特征性术语和评价病灶恶性程度的报告术语趋于标准化、规范化,降低了在解读乳腺影像学报告中出现的误差和不确定性,即这套系统通过乳腺病灶的不同图像表现来评价病灶的良恶程度。为什么通过图像就能初步判断病灶的良恶性程度呢? 中国有句老话,称为相由心生,也就是人的内心想什么,会在脸上有所表现,所以,病灶是"良民"还是"歹徒",也可以通过脸(图像)有大致判断。温文尔雅(形态规则、表面平整、边界清晰⋯⋯)的一般多为"好人",面目狰狞(形态不规则、成角有毛刺、边界不清⋯⋯)的一般多来者不善。

但是,毕竟只是通过图像的初步判断,有时候也会有一些善于伪装者逃过检查,也会有一些会被误判。下面介绍各分级的含义。

(1) BI-RADS 0 级:指采用超声检查不能全面评价病变,需要进一步做其他影像学检查诊断。例如,有乳头溢液、不对称增厚、皮肤及乳头改变等临床表现,而超声无征象,或者超声检查不满意者。但在一般情况下,超声检查报告很少出现 0 级,除非因为各种原因未能完全扫描乳腺,如巨大乳腺、乳腺皮肤明显破溃等。出现这类评价时常需要进一步做乳腺磁共振检查。

(2) BI-RADS 1 级:恭喜,乳腺很正常,超声检查未见异常改变,有把握判断为正常,只需定期(一年左右)做乳腺超声检查即可。

(3) BI-RADS 2 级:很好,是良性征象,基本可以排除恶性。比如,常见的单纯性囊肿、形态正常的腺体内脂肪、多次复查超声,图像变化不大,年龄小于 40 岁的纤维腺瘤或首次超声检查年龄小于 25 岁的纤维腺瘤,还有乳腺假体植入等。这部分的图像描述一般为乳腺腺体内规则的异常回声,边界清,无血流信号,也就是乳腺病灶中的"良民",发现了不要大惊小怪,只需半年或一年定期乳腺超声检查即可。

(4) BI-RADS 3 级:还不错,可能良性征象,恶性概率小于2%。图像描述可能是以下情况:实性椭圆形、边界清、纵横比小于 1 的肿块,多发性复杂囊肿或簇状小囊肿等,建议短期随访(3～6 个月)及其他检查。如考虑纤维腺瘤可能性大,经过连续2～3 年的复查,可将原先的 3 级(可能良性)改为 2 级(良性)。

(5) BI-RADS 4 级:不太妙了,这个级别有可疑恶性的征象,需活检明确,恶性危险性 3%～94%。这类乳腺病灶常表现为乳腺腺体内实性肿块,形态不甚规则但与面目狰狞还有一定距离、边界清晰或者不清,有小钙化灶出现在结节里等。这里要说明的是,有些超声图像虽然有良性的表现特征,但是,若年龄超过 40 岁(乳腺癌高发年龄段),也会被划归 4 级。乳腺超声报告中如出现这个分级,我们强烈建议做病理活检以明确诊断。如果所在城市条件不允许,那么近期(2～3 个月内)复查乳腺超声,观察乳腺病灶变化情况,经过两个复查周期(差不多是半年时间)乳腺病灶无明显变化,那么复查周期可相对延长。

(6) BI-RADS 5 级:非常危险的信号,要赶紧行动了,因为乳腺病变高度可能是恶性的,恶性危险性大于 95%。乳腺病灶超声有特征性异常影像表现:形态不规则、病灶纵横比大于 1、边界不清晰、有毛刺或成角现象、粗大血供……乳腺超声报告如果出现此类分级,建议马上到乳腺外科找医生治疗。

(7) BI-RADS 6 级:已活检证实为乳腺恶性肿瘤。这一分级用于在活检已证实为恶性但还未进行治疗的影像学评价上。

主要是评价活检前后的影像学改变或监测手术前新辅助治疗的影像学改变。

最后,再和大家聊一聊本节中出现的一些专业描述用语的含义。

(1) 形态规则与否:参照日常生活中一些物质,如乒乓球、鸡蛋、苹果等都是指形态规则的物体,而榴梿、木耳、海参等则是指不规则的物体。

(2) 病灶纵横比大于1或小于1:指病灶的纵径与横径的比值,病灶纵径、横径的定义是根据病灶生长方向而确定的,与人体长轴平行的是横径,垂直的是纵径。可理解为纵横比小于1的结节(多为良性病变)一般是平着长,纵横比大于1的结节(多为恶性病变)一般是凸着长。

(3) 年龄的问题:在乳腺肿瘤中,40岁是一个分水岭,所以,建议40岁或者近40岁的女性要定期做乳腺超声检查,以尽早发现乳腺病变,及时处理。

总而言之,女同胞们一定要关爱自己的乳腺,让自己活的更年轻、更美丽。

血管超声检查

随着国家对心血管疾病的日益重视,血管超声检查已经成为动脉粥样硬化的常规筛查武器,最常见的有颈部血管超声和四肢血管超声。其中,以颈动脉超声检查尤为重要,因为颈动脉是人体大脑的主要供血管道,出了问题后经常会引起较为严重的后果,如脑缺血、脑梗死等。现在,经过媒体的广泛宣传,越来越多的人会主动到神经内科就诊,要求进行颈动脉超声的筛查。这反映了老百姓对健康的重视,从这个角度来讲是一件好事。

但是,作为工作在一线的医生,也越来越体会到,其实很多人并没有真正理解颈动脉超声检查的意义所在,反而因为检查报告带来了不必要的焦虑和恐慌,造成了要求过度检查和治疗的问题。

所以今天我们就来谈谈,颈动脉超声检查到底检查什么?它的意义是什么?希望帮助你更好地进行医疗和保健。

颈动脉超声检查,到底查了哪些血管、哪些疾病?

超声可以检查颈部的多支血管,包括颈动脉系统和椎动脉。通常颈动脉超声指的是对颈动脉系统进行超声检查。颈动脉系统根据部位不同分为颈总动脉、颈内动脉、颈外动脉。在这些血管中,以颈内动脉最重要。颈内动脉分为左右两侧,分别为左右大脑半球的大部分(前部 2/3)供血。颈部血管超声可以同时检查椎动脉。椎动脉分为左右两侧,为左、右大脑半球后部的后1/3、脑干和小脑供血。由于椎动脉起源于锁骨下动脉(在多数情况下),两者关系密切,因此有时也会检查锁骨下动脉。

颈部血管超声可以诊断的最常见的疾病有颈部血管的动脉粥样硬化,包括斑块形成,严重时造成血管狭窄甚至闭塞。此外,颈部血管超声还可以检查某些类型的血管炎(如大动脉炎)、血管夹层(如颈动脉夹层、椎动脉夹层)、放疗后颈部血管狭窄、纤维肌发育不良、动脉瘤、颈静脉疾病等。

颈动脉超声报告会描述哪些方面?

颈动脉超声报告一般会描述颈动脉内中膜厚度(IMT),一般超过 0.1 厘米就诊断为内中膜增厚;还会描述血管壁有无动

明明白白做医学检查

脉粥样硬化斑块(以下简称斑块)以及斑块的部位、数目、大小、形状、回声特性等。斑块大小常常用长度(厘米)乘以厚度(厘米)来表示。如果斑块严重到一定程度,就会导致血管狭窄,这时报告中会描述狭窄的部位、程度等,狭窄程度一般以百分率(%)表示。还有一些其他更为专业的参数如管径、血流速度、其他血流动力学参数等,没有医学专业背景者很难看懂,这时候需要请专业的医生解读。

颈动脉超声报告描述的这些问题,说明了啥?

患者看到颈动脉超声报告,还是会一头雾水:什么是内中膜增厚?什么是动脉粥样硬化斑块?什么是血管狭窄?内中膜增厚、斑块、血管狭窄之间有啥关系?别急,我们一个一个为大家解释。血管壁包括内膜、中膜和外膜三层,内中膜厚度(IMT)指的是血管壁内膜和中膜的厚度。IMT 会随着年龄增加而逐渐增加,它反映了血管的年龄。打个比方,就像皮肤会随着年龄增长而长皱纹一样,IMT 增厚反映了血管壁的老化程度。平均年龄每增长 10 岁,IMT 就会增加 0.01 厘米。增长超过 0.1 厘米就可以诊断为内中膜增厚。动脉粥样硬化是一个复杂的过程,简单地讲,就是脂质在血管壁沉积造成的斑块,也是血管壁一种病理性老化过程。各种病因都可以导致血管管腔狭窄,最常见的原因是动脉粥样硬化。打个比方,就像水管壁生锈、管壁增厚、水管内径会变细狭窄一样。内中膜增厚经常是动脉粥样硬化的早期表现,它增厚到一定的程度就变成了动脉粥样硬化的斑块。但是,内中膜增厚并非全部是动脉粥样硬化的早期表现,并不一定会发展成为斑块,因为高血压、年龄增大等都会导致内中膜增厚。当斑块严重到一定程度,或者斑块破裂继发形成血栓,就会导致血管管腔狭窄。比较小的斑块不会导致狭窄,此时不需要计算狭窄率。

血管狭窄率70%是啥意思? 为什么要计算血管狭窄率?

简单地说,血管狭窄率70%是指血管堵了70%,还剩30%是通的。血管狭窄率有很多种计算方法,根据计算结果将狭窄程度分为小于50%、50%～69%、70%～99%、100%(完全闭塞)。之所以要计算血管狭窄率,主要目的在于指导下一步的治疗和选择治疗方案。比如,无症状颈动脉狭窄率70%以上,需要考虑手术或者介入支架治疗;症状性颈动脉狭窄率50%以上,需要考虑手术或介入支架治疗;完全闭塞者除少数例外情况,一般不能再做手术或支架治疗,需要在颅内或颅外搭桥重建血管通路。不管手术还是介入支架治疗,一般都需要同时进行内科药物治疗。

为什么超声的检查结果和其他血管专项检查结果不一样?

常用的脑血管检查手段包括超声、CT血管成像(CTA)、磁共振血管成像(MRA)、数字减影血管造影(DSA)。这些检查方法由于原理不同、狭窄率计算方法不同,所以最后报告的狭窄率也会不完全相同。不同的检查方法和计算方法各有优势和不足,它们之间有一定的转换规律,临床医生会根据不同的影像表现做出综合判断。

颈动脉超声正常,是不是就不会发生脑卒中?

颈动脉超声正常,也只是说明颈部这一部位超声所查到的血管是正常的,但是还有其他部位的血管没有检查到,如心脏的冠状动脉、除颈部之外的脑血管等。那些没有查到的部位不一定是完全正常的,可能或多或少也存在问题。而且脑卒中的原因有很多种,动脉粥样硬化只是其中常见的原因之一。因此,颈动脉超声正常与是否发生脑卒中并没有百分之百的对应关系。

颈动脉斑块脱落就会导致脑卒中?

很多人都会问这个问题,并且常常因此而过度焦虑、担忧。实际上,绝大多数较小的颈动脉斑块不太可能脱落。比较严重的斑块有发生破裂、继发血栓形成、血栓脱落导致脑卒中的风险。所以,发现颈动脉斑块也不用过度担心。

颈动脉粥样硬化斑块如何治疗? 治疗后斑块能消退吗?

针对生活方式中的危险因素可采用控制饮食、适当运动、戒烟、限酒,超重或肥胖者需减体重。针对疾病中的危险因素,如血压、血糖、血脂、高同型半胱氨酸血症等,需采用不同方式给予治疗。高胆固醇血症主要用他汀类降脂药;要进行心脑血管病风险评估,风险相对较高的患者要服用抗血小板药物,最常用的是阿司匹林肠溶片。当然,选择何种药物还要综合考虑患者的其他基础疾病和年龄因素。根据研究报告,长期严格控制各种危险因素,经过超声检测随诊观察,发现有些患者的斑块可以缩小。但是,完全消退基本是不太可能的,这是很难的。一般治疗争取达到的目标是——不让斑块随着年龄进展,或进展慢些。

该如何正确看待颈动脉超声检查?

动脉粥样硬化是全身血管的疾病,颈动脉超声检查只是一个局部检查,它可以在一定程度上反映动脉硬化的程度。做血管超声的目的在于针对脑卒中高危人群,及早发现血管狭窄,进一步选择更加积极的治疗方法。比如,发现颈动脉重度狭窄者,可进行颈动脉内膜切除术或支架术治疗,以预防可能发生的比较严重的脑卒中。但是,血管重度狭窄者毕竟占极少数,更多的情况是发现有动脉粥样硬化斑块,此时能够提醒我们要干预那些不健康的生活方式,针对相应的疾病危险因素进行治疗。

我们可以用一个疾病链条来比喻脑卒中的发病:生活方式中的危险因素(吸烟、肥胖、酗酒、久坐缺乏运动、饮食不均衡等)→疾病中的危险因素(高血压、高血糖、高血脂等)→血管硬化、斑块、狭窄→心脑血管病(脑卒中、冠心病)。中国有句老话叫"上医治未病",不管有没有狭窄,有没有斑块,我们都要注意控制危险因素,包括生活方式中的危险因素和疾病中的危险因素。若因颈动脉超声发现斑块就惶惶不安、过度焦虑,是完全没有必要的;而颈动脉超声没有发现问题就觉得万事大吉,继续不健康的生活方式,更是错误的。

超声造影技术

前面我们讲的都是一些常规的超声检查技术,下面讲一讲特殊的超声检查技术。当你面对检查报告上的结节、肿块、占位等字眼,是不是会感到焦虑?医生建议你做穿刺活检时,是不是会感到恐惧?当你害怕过多的放射线有伤害时,是不是会感到不知所措?别怕,此时你需要超声造影技术来帮忙。超声造影究竟是什么?它如何对人体进行检查呢?下面让我们一起来了解到底什么是超声造影吧!

超声造影是近 20 年蓬勃发展的超声新技术,超声造影是在常规超声检查的基础上,通过静脉注射超声造影剂,利用血液中造影剂气体微泡增强组织内微血管的显示,实时动态地观察正常组织和病变组织的血流灌注情况。

目前临床广泛应用的超声造影剂为微气泡,大小与血液中红细胞相仿,粒径通常为2～5微米,经外周静脉注入后,能自由通过肺循环,再到体循环,到达靶器官或组织,但不能穿过血管内皮进入组织间隙,因此决定了超声造影是一种纯血池显像技术。

下面我们来谈一谈关于超声造影的一些问题:

超声造影对身体有伤害吗?

目前广泛应用的超声造影微泡内为惰性气体,其组成成分无毒,溶解在血液中,并不干扰人体血液流动,也不会在血液中融合形成大气泡,并无发生气体栓塞的危险。这种微小气泡可轻轻松松通过人体内最微小的毛细血管,随着呼吸排出。超声造影是一种相对安全、有效、无创的检查方法。

超声造影检查的优势有哪些?

实时动态。能够在造影剂注入后实时动态观察组织病变整个血流灌注过程,并可以反复多次观看。

可重复性好。超声造影不会对人体产生危害,可在短期内重复进行检查,尤其适合治疗前后实时评估疗效。

安全、无辐射。超声造影剂是经大量的实验研究及临床应用经验证实的,相对安全。而且超声检查过程无辐射,不用担心辐射对人体的伤害。

超声造影能用于哪些疾病的诊断呢?

超声造影临床应用广泛,一般常规超声能显示的部位,都可以进行超声造影检查,可谓"全能选手"!

超声造影可用于鉴别诊断各脏器肿瘤的良恶性,如肝癌、肾癌、肝血管瘤、肝局灶性结节增生、肾错构瘤等以及乳腺、甲状腺结节的良恶性鉴别等;确定病变的边界及包膜,如确定肝脓肿病灶边界、肥大肾柱等;发现早期微小病灶,如直径小于 1 厘米的小肝癌;可用于移植器官血液供应状态的评估和血管狭窄、血管内血栓及斑块稳定性评估;对于肝、脾、肾等实质脏器外伤可做出快速诊断;还可用于肝肿瘤、甲状腺肿瘤等实体瘤介入治疗后的疗效评估,以及肿瘤生物治疗、放化疗疗效的动态评估等。

什么情况下不能做超声造影?

一是对已知惰性气体(如六氟化硫、全氟丁烷)或其他组分(如磷脂)有过敏史的患者;二是近期急性冠脉综合征或临床不稳定性缺血性心脏病的患者,包括正渐变为或进行性心肌梗死;三是过去 7 天内在安静状态下出现典型性心绞痛、过去 7 天内心脏症状出现明显恶化;四是刚接受了冠脉介入手术或其他提示临床不稳定的因素(如最近心电图实验室或临床所见提示的恶化);五是急性心衰,心功能衰竭Ⅲ/Ⅳ级及严重心律失常;六是伴有右向左分流的心脏病患者,重度肺高压患者(肺动脉压大于 90 毫米汞柱),未控制的系统高血压患者和成人呼吸窘迫综合征患者。此外,怀孕或哺乳期的女性,如无特别必要,不建议接受超声造影检查。

超声造影检查流程是什么?

(1)做好检查前准备:胆囊、肝脏检查需空腹 8 小时以上,膀胱检查需憋尿。

(2)医生告知检查注意事项,患者签署超声造影知情同意书。

(3)置入静脉留置针备用,一般位于手肘部或手背。

(4)摆好体位,配合医生指示屏气或呼气。

（5）一次造影剂注射后检查时长约为 5 分钟，视检查部位与图像质量，可进行多次造影剂推注。

（6）检查结束后拔除留置针，观察 30 分钟，如无不适，方可离开。

说到这里，大家对超声造影技术应该有很深的了解了吧，如果医生要求进行超声造影检查再也不用担心啦。

超声弹性成像技术

上节我们讲了超声造影技术，超声学还有另外一种新技术叫超声弹性成像技术。超声弹性成像是近年来新兴发展的一项影像学检查方法。顾名思义，弹性成像是根据不同组织的弹性系数不同，对其施加一个内部或外部的动态或者静态/准静态的激励，组织的应变、速度、位移等可能产生一定差异，组织硬度越大，弹性越小，形变能力越小，收集上述差异并利用不同的成像方法，结合数字信号处理或数字图像处理技术转化为实时彩色图像，给诊断者提供直观、形象的组织弹性信息的方法。随着弹性成像技术的不断发展与成熟，弹性成像已经被写入世界医学生物学超声联合会指南，并广泛应用于临床诊断。人体中不同的组织由于组成成分不同导致弹性也不同。如有研究表明，在乳腺疾病中，正常及异常乳腺组织在硬度上存在明显统计学差异，乳腺浸润性导管癌的硬度要明显高于正常的乳腺组织。传统的灰阶超声根据不同组织的声阻抗差异进行成像，而弹性成像则根据物体的硬度差异进行成像，组织之间的硬度差异远远大于声阻抗差异，前者是后者的 104 倍，这意味着弹性成像的成像分辨率远远高于传统的灰阶超声,能够帮助我们更准确地诊断疾病。

超声弹性成像有哪些作用呢?

超声弹性成像一般有如下一些作用:

(1)甲状腺结节良恶性鉴别。

(2)乳腺结节良恶性鉴别。

(3)慢性乙型肝炎肝纤维化程度评估。

(4)腹部脏器如肝、肾等脏器肿瘤鉴别。

(5)颈动脉粥样硬化斑块稳定性评估。

(6)消化道疾病如克罗恩病的评估等。

超声弹性成像检查前的准备工作有哪些?

(1)对体表肿瘤,如甲状腺、乳腺等无须空腹检查;对腹腔内肿瘤应空腹检查。

(2)在检查过程中,乳腺检查有时需采取左、右半侧卧位,甲状腺检查有时需将头部向左或向右侧偏,使所检组织充分暴露,呈现平整状态。

(3)在检查过程中,为避免呼吸运动对弹性成像的干扰,需减小呼吸幅度甚至屏气以得到满意的图像。

心脏多普勒超声检查

心脏超声检查在超声检查中也是一类特殊的检查。很多患者因为心脏不舒服就诊,医生除了开心电图检查单外,还会开心脏多普勒超声检查单,这是为什么呢? 因为心脏如果发生了心电传导病变,在一段时间后,会引起心脏结构病变。有时候心脏结构改变也会引起心电传导改变,所以这两种检查是相互补充的。人的心脏是一个复杂的结构,不同的检查可以从不同方面反映心脏的情况。如果将心脏比作一座房子,这座房子包含了4个房间,心脏彩超可以观察每个房间的大小、房门能不能正常开闭、内部有没有洞等问题。

近年来,心血管疾病发病率越来越高,且趋于年轻化,因此人们越来越重视心血管疾病筛查,而心脏彩超作为一种无创、方便、快捷的检查方法,成为大家优先选择的检查方法。有很多人在检查结束后会很紧张地问:我平时也没什么不舒服的,怎么就有反流呢?这个严重吗?是不是需要手术治疗?

通俗地讲,心脏瓣膜相当于一扇门,开放时让心腔内的血液正常通过,关闭时可以防止血液倒流,在很多情况下,这扇门关闭的一瞬间会有少量血液回流,但门的结构、质量并没有问题,对体内的血液流动也不会造成影响,也不会引起房室大小的改变,这种情况多数属于生理性反流,通常无须特殊治疗。

但如果反流是由瓣膜结构异常或房室扩大引起的,就属于病理情况。一般引起瓣膜结构异常的原因包括老年退行性病变、风湿性瓣膜病、瓣膜赘生物等,此时就需要进一步咨询专科医生了。

妇科超声学检查

女性经常有这个烦恼:做妇科超声怎么这么麻烦,有时需要憋尿,有时又要排尿,有时还要限定时期,这到底是为什么呀?要搞明白这些问题,我们先要明确妇科超声检查的目标及其方法：

（1）妇科超声检查的目标是子宫、卵巢、输卵管、宫颈，被医生戏称为"两室一厅"，这些器官位于盆腔深处，前有膀胱，后有直肠，周围有肠管。

（2）要检查清楚这么复杂的"建筑群"，超声最常用的有两种检查方式。

一是经阴道超声检查：超声探头伸进阴道做检查，这种方式只适用于有过性生活的女性；二是经腹壁超声检查：超声探头放在腹部皮肤上来检查，适用于所有女性。

大家可以通过表 2-2，了解这两种检查方式的差别。

表 2-2　经阴道与经腹壁超声检查的区别

检查方式	经阴道超声	经腹壁超声
适用范围	有过性生活的女性	所有女性
是否需憋尿	无须憋尿或排尿后	需憋尿
优点	图像分辨率高，显示清晰	扫描范围广
缺点	扫描范围稍局限	易受肠气及腹壁脂肪干扰

下面，我们来谈谈大家关心的一些问题。

是否需要憋尿？

经腹壁超声检查虽然适用于所有女性，但是脂肪层过厚、肠管内的气体都会造成干扰，影响效果。膀胱位于子宫的前方，通过憋尿，充盈的膀胱推开肠管，像打开了窗户一样，让超声波穿过时畅通无阻，直接到达子宫和卵巢。所以做经腹壁妇科超声检查时，需要憋尿。而经阴道超声检查的患者，因为不需要膀胱这个窗户，甚至充盈的膀胱还会在检查时引起不适，因而经阴道超声检查时,应该先排尿。

憋尿到什么程度合适呢?

尿是不是憋得越多越好? 不是的。膀胱过度充盈,会挤压后方的器官,造成变形、移位,容易漏诊或误诊。且由于憋尿过多会使腹壁过于紧张,不利于超声检查。一般提前饮水 500～1 000 毫升,有尿意最佳。

应该提前多长时间开始饮水呢?

饮入的水,经过人体吸收、代谢,最终形成尿液是一个复杂的过程,需要经过一段时间,因而不建议短时间内大量饮水,建议提前 1～2 个小时饮水准备憋尿。

有什么方法能快速憋尿?

如果没有糖尿病或者糖耐量异常,可以适当饮用含糖的水,且在憋尿过程中注意不要剧烈运动,减少出汗导致液体流失。

危急情况怎么憋尿?

如患者情况危急,也无法进行经阴道超声检查,需要立刻进行经腹壁的超声检查,此时妇科医生会为患者置入导尿管,向膀胱内注入 300～500 毫升生理盐水使膀胱充盈,达到"人工憋尿"的效果。

为什么妇科超声检查有时还要限定时期?

话说月盈月亏,周而复始,我们要做的只不过是相时而动罢了……

女性的子宫内膜及卵泡随着月经周期呈周期性变化。根据观察的目标不同,我们要选择不同的观察时机。

我们来看一下月经周期不同阶段适宜观察哪些问题。

月经来潮第 1 天为月经周期第 1 天。月经周期第 3～5 天,子宫与卵巢处于"新旧更迭"阶段,卵巢在基础状态,适宜观察窦卵泡数,了解卵巢储备情况、是否存在卵巢多囊样形态学改变。月经干净后2～7天,上一周期旧的子宫内膜已经脱落,新的子宫内膜开始生长,子宫内膜厚度适中、回声均匀,适宜观察子宫内膜息肉、剖宫产瘢痕、憩室。月经来潮之前几天,子宫内膜较厚,适宜观察子宫内膜形态及连续性、子宫发育畸形、宫腔粘连。

此外,下列情况应选择不同的超声检查时段。

排卵监测:既往月经不规律者或首次进行排卵监测者,在月经周期第3～5天进行一次超声检查,观察窦卵泡数,了解卵巢储备情况、是否存在卵巢多囊样形态学改变,月经周期第9～10天开始进行常规卵泡超声监测,每2～3天做一次超声复查,等到卵泡长到平均直径16毫米后改为每1～2天做一次超声复查。月经规律患者大概需要进行4～5次超声检查。

子宫肌瘤、子宫内膜异位症、卵巢囊肿等疾病:避开月经期的任何时间都可以进行妇科超声检查。

出现腹痛、阴道出血、月经不规律等情况,随时都可进行妇科超声检查,及时查明病因。

肌肉骨骼超声检查

在骨科及康复科门诊中,关节炎症、运动损伤及外伤疾病占80%左右,这类患者往往需要常规放射学或磁共振检查,但这类检查往往预约时间长,且获得检查结果亦需数日,临床医生基本无法在就诊当日获得患者的检查结果。此外,存在部分特殊患者人群因体质、体内植入物等原因不能进行常规放射学检查。

因此，目前的诊断模式已经不能满足临床医生的需要，也可能延误对患者病情的及时诊断及后续治疗。

目前，风湿性、类风湿性关节炎、强直性脊柱炎等免疫性关节疾病逐年呈高发态势，短期关节影像学随访是了解病情和评估治疗效果的最佳方式，但依靠传统影像学检查存在与骨科患者情况一样的弊端。

肌骨超声是近年来随着超声诊断仪不断革新，仪器分辨率不断提升而逐渐发展起来的对肌骨及外周神经系统的一种检查方式，目前已经风靡国内很多超声医学科室，其应用范围主要涵盖骨科学、运动医学、康复医学、疼痛医学、风湿免疫学、外周神经病学、内分泌学，同时在皮肤病学及整形医学等领域也取得了一定的应用进展。凭借最大分辨能力可达 0.1 毫米的 18 兆赫兹的高频超声探头，结合超声可动态、多角度、多切面扫描的特点，其对微结构病变的识别度远高于常规放射学检查，因而能够清晰地显示关节、肌肉、肌腱、韧带、周围神经等浅表组织结构及其发生的微病变，如炎症、外伤、肿瘤等。肌骨系统及外周神经超声在发达国家已经成为骨科及风湿科医生必须掌握的影像学技术之一，国际风湿病学最新的指南更是将肌骨超声作为临床诊断和治疗终点必须参考的诊断标准之一。此外，以该技术为依托发展起来的微创介入治疗技术也逐渐成为骨关节疾病治疗的新兴手段之一。

哪些疾病可以做肌骨超声诊断呢？

一是运动外伤类，即急性外伤、运动所致关节周围肌肉、肌腱、韧带的损伤，如跟腱断裂、肩袖撕裂、网球肘、高尔夫球肘、桡骨茎突狭窄性腱鞘炎等。肌骨超声是很多运动性损伤必备的检查利器。二是骨骼关节病变即软骨、骨病变，如隐匿性骨折、单纯性骨囊肿、骨肿瘤。肌骨超声也常用于术后评估。三是风湿免疫及代谢性疾病，如类风湿关节炎、强直性脊柱炎、痛风等累及关节的病变。四是周围神经病变，即神经卡压或神经来源肿瘤，如腕管综合征、神经鞘瘤。五是四肢软组织肿瘤性病变，即腱鞘巨细胞瘤等软组织肿物。六是发育不良性病变，如用肌骨超声对小儿发育性髋关节发育不良（DDH）的常规筛查。

眼部超声检查

最近科室接诊到一名眼部不适的患者，主要症状是看东西时总觉得眼前有黑点飘动，就像有蚊子在眼前飞一样，不知道是怎么回事，到眼科就诊，医生询问病史后，建议他做个超声检查，患者很疑惑，眼睛里怎么做超声啊，不会弄坏眼球吗？下面我们就一起来了解一下平时较少接触到的眼部超声检查。

眼部超声与大家常见的腹部超声原理一样，超声探头将超声波发送到眼球，通过扇形设置扫描，将眼球内部的界面反射回声转为不同亮度的回声光点，由无数回声光点组成二维声学切面图像；若需了解眼部周围血管情况还可以加上彩色多普勒。

腹部超声是透过腹部看到腹腔内脏器，而眼部超声是透过眼睑观察眼球内部结构，从而辅助疾病的诊断和治疗。

眼部超声是怎么做的？

眼部超声检查前，患者不需要做任何特殊准备，不需要空腹或者憋尿，只需要检查时配合医生转动眼球即可完成检查，没有痛苦，操作简单。眼部超声检查时，探头将轻压在眼睑上，患者轻闭双眼,根据病情需要,按医生要求向各方向转动眼球,以配合医生检查,无医生提示不要睁开眼睛。

眼部超声有哪些作用呢?

(1)眼部超声可以探测眼球内的异物,对诊断眼球内异物的优势如下:金属与非金属均可显示;能清楚地分辨异物的位置是在眼球壁、眼球内或眼球外;操作简便、易行、无创伤;可做磁性实验,以观察异物动态变化。

(2)眼部超声可以观察眼球内各种结构有无病变,观察眼内肿瘤或肿物的密度;浆液性或出血性脉脱;视盘(视神经)病变,如视盘玻璃膜疣、视盘缺损等。

不可进行眼部超声检查的情况包括有眼外伤,如角膜穿通伤、角膜溃疡穿孔、眼球破裂伤未行伤口缝合者,以及其他无法配合检查的情况等。

第 3 章

透视人体——放射影像诊断

医学影像学已有百年历史。医学影像学的首次试验要追溯到 1895 年，德国物理学家伦琴发现一种神秘的射线，他用数学中代表未知的"X"来指代，这就是 X 射线。不久后，X 射线便被应用于人体疾病检查，从此拉开了医学影像学发展的序幕。早期，放射科医生没有正式执业资质，相应的检查设备极其简单，在很多情况下只能充当"拍片子的"角色，程序化地进行胶片冲洗，在患者诊治过程中的作用并不重要，因此往往不被重视。直至 20 世纪中叶，信息技术与 X 射线技术整合，CT、MRI 等大型放射诊断设备的出现，极大地拓展了医学诊断的技术和应用。到 20 世纪末，介入放射学广泛应用，一个完整的医学影像学形成，主要包括 X 射线、CT、MRI、DSA 等影像检查设备和技术，它们都是通过将人体内部结构成像，以了解人体解剖、病理、代谢、功能的变化，达到诊断与治疗疾病的目的。现代医学中放射影像检查是不可或缺的组成部分，对各种疾病的诊断和治疗非常重要。

放射影像诊断过程中患者关心的问题

在做放射影像检查之前,很多患者往往会有这样、那样的问题,但有时候不好意思多问医生,下面就一些共性问题给大家做解答。

为什么医生会开很多的检查?

古代中医讲究望闻问切,通过观察患者的各种症候诊治疾病,中医搭脉也是对患者生命体征的一种触诊。古代由于没有先进的医学检查设备,只能依靠医者的眼睛、鼻子、手进行看、闻和触诊。1895 年 12 月 22 日科学家伦琴给他妻子拍了一张手部的 X 光片,这是人类历史上第一张医学 X 光片,标志着影像医学诞生。

经过百年的发展,现代医学影像学已经发展到人工智能时代,医学影像检查对各种疾病的诊治有着不可替代的作用。如今,不管是头痛脑热,还是跌打损伤,患者到医院看病时,医生常会开各种各样的影像学检查单,如超声(简称 B 超)、计算机断层显像(简称 CT)、磁共振(简称 MR)。举个例子,当一个交通事故外伤的患者送到医院救治时,医生可能会开很多的 CT 检查,从头查到脚,不少患者会质疑医生乱开检查单,是为了赚钞票,其实不然。因为一个交通意外的患者可能很多地方骨折或软组织损伤出血,有些损伤在短时间内患者感觉不到,或者因伤情较重,患者无法与医生沟通,这时候医生为了保护患者就需要进行全面检查,排除任何可能受伤的部位,以便及时进行救治,避免留下后遗症。再比如肿瘤患者，在肿瘤诊断的确立、查看肿瘤的分期、治疗后的疗效评估、治疗结束后随访是否转移复发，这么复杂的一系列治疗过程需要多种类、多次的检查，才能做到个性化、精准治疗，以期望得到最好的结果，这不正是患者想要的吗？所以患者应该相信主治医生，他所开的每一项检查都是有意义的，当检查结果是阴性时，不要觉得这个检查白做了，相反，你应该感到很幸运，因为你成功地避开了一些不利因素，更加有利于康复。当然，也不排除一些不正规的医疗机构有多开检查单、开大检查单等不当牟利行为。这就需要我们擦亮眼睛，尽量选择正规的医疗机构就医，不轻信街头小广告或朋友、黄牛的介绍，避免上当受骗。

为什么做了平扫 CT 后，又要做增强 CT？

平扫 CT 可用于体检，也可用于诊断疾病，可谓是常规检查的不二之选，相信很多人都体验过。这个检查很简单，往检查床上一躺，一分钟不到就完事，无任何痛苦，但是很多患者在拿着平扫 CT 报告去医生那里复诊后，医生瞥了一眼报告后，啪啪一敲键盘，开了个叫增强 CT 的检查单。这时，有的患者就想问，增强 CT，到底哪里强呢？为什么第一次不直接做呢？满腹疑问，但出于对医生专业知识的尊重和自己对这方面知识的匮乏，胆怯地想：算啦，叫我做什么就做什么吧，付款后到放射科预约吧。今天，我们就来给信心不足而又有疑虑的你介绍增强 CT 的作用，了解一下这个普通 CT 的强化版。

简单来说，平扫 CT 是最基础的 CT 检查，患者直接躺在机器里接受检查即可。增强 CT 是在患者静脉内注射一定剂量的碘对比剂后,再进行 CT 扫描,注射的对比剂会让血管丰富的病灶更加清楚,称为强化,就像给病灶化了妆一样,这样病灶和周围的血管、正常组织的差异更明显,有助于发现平扫 CT 不能发现的病灶,可更清晰地显示病灶的边界,还可根据病灶强化的特点,辅助诊断病灶的性质。以肝脏病变为例,我们经常看到平扫 CT 报告说肝脏有低密度影,但是这个低密度影是良性还是恶性的呢? 平扫 CT 往往难以分辨,这时就需要通过增强 CT 检查帮助医生进一步诊断,良性病变和恶性病变强化速度和方式均不相同,利用强化方式可以分辨大部分的病变,就像用肉眼观察假钞(CT 平扫)往往和真钞一个样子,但在紫外线照射下就能分辨真伪钞(增强 CT 能分辨良性或恶性肿瘤)。

做增强 CT 打到血管中的液体是什么? 为什么会全身发热,有一种"尿了"的感觉?

那是碘对比剂,是一种特殊的碘溶液。碘的特点是密度高,不透 X 射线,因此利用这个特点在体内分布产生对比,使通常 X 射线片上看不到的血管和含血管丰富的软组织清晰成影,协助医生做出可靠的诊断。碘对比剂通过高压注射器注射到人体后,会在人体血管中循环,并会引起一过性发热,有些人会有"尿了"的感觉,这是正常现象,但有些过敏体质的人也会有一些不舒服,有些患者反应比较轻,有恶心、呕吐、头痛、头晕、出红疹等轻微症状,少数患者症状会比较明显,如胸闷气急、口舌发麻等,甚至极少数患者会出现过敏反应,出现呼吸困难、意识丧失、休克的症状。不过大家不用担心,放射科的医生、护士都受过专业训练,对过敏反应有丰富的急救经验,通过抗过敏治疗很快能解除患者的不适和过敏症状,而且现在采用的是非离子型对比剂,安全性很高,一般不会发生药物反应,只有极少数患者由于特殊体质或某些意外情况,才会发生一些不良反应。因此,检查结束后,请留观 30 分钟。

关于打针的那些事

右手不能打针,可以打我的左手吗?

如果要做增强 CT,尤其是与肺动脉相关检查时,还是要尽量选择右手注射碘对比剂,尽量减少伪影对图像质量的影响。左侧血管比较复杂,路程比右侧远且崎岖,阻力更大,对比剂容易进入浅表的静脉网中,导致在浅表静脉中有对比剂残留。所以,做增强 CT 的患者注意了,能打右手的时候尽量要打右手哦!

不想脱外套,静脉注射可以打手背或者腕部的血管吗?

不可以哦!因为是高压注射,瞬间流速快,再加上碘对比剂本身的特点,细小的血管,甚至放/化疗、糖尿病患者都容易发生碘对比剂静脉外渗。轻者局部肿胀、疼痛、麻木,重者甚至出现皮肤坏死或溃疡。所以一定要选择粗而直的静脉。打针的时候千万不要怕麻烦,请把外套脱掉,撸起袖子,伸出右手,露出肘关节处皮肤。

做增强 CT 增强扫描前,患者需要做哪些准备工作呢?

首先,若无饮水禁忌证,建议患者检查前 4 小时饮水 400 毫升,检查后 24 小时饮水 2000 毫升,加速对比剂的排泄。若患者日常服用二甲双胍类药物,请在检查前 48 小时停服此类药物并持续至检查后 48 小时。其次,本身有甲亢等不能摄入大量碘剂的患者,应提前告知临床医师,权衡利弊,慎重选择检查方式。

明明白白做医学检查

检查过程中,少数人可能出现不良反应,应密切观察,及时处理;检查结束后,应留观 30 分钟。离院后若出现不适,应就近就医。最后,特殊人群,如儿童或无自主行为能力者,需家属陪同,检查前签署知情同意书。

做了增强 CT,还需要做增强 MRI 吗?

大家就医时会碰到一种情况,在做完增强 CT 后,报告中又写到建议增强 MRI 检查协助诊断,相信很多患者心里都有疑问,都是增强,为什么要做两种检查呢? 这是因为 CT 的成像原理是基于病变与组织的密度差,即使是增强 CT,也只是提高了这种密度的对比。但是有一部分病变,其与正常组织的密度差别没有那么大,这时候就体现 MRI 的优势了。MRI 具有多于 CT 数倍的成像参数,以及较高的软组织分辨率,可以提供很多在 CT 图像中无法得到的信息,在很多疾病的诊断、评估中更具优势。但是 CT 和 MRI 都有各自不可替代的优势领域和相对薄弱部分,这两种检查方式是相辅相成的关系,只有遵循合理的检查程序,才能减少误诊和误治的概率。究竟选择 CT 还是 MRI,或者两者都选择,需要听从医生的专业建议。

当增强 CT 和增强 MRI 都要做时,由于两种检查都需要注射对比剂,所以要求受检查者肾功能正常。《欧洲泌尿生殖放射学会(ESUR)对比剂指南》第 10 版中给出了两次注射碘/钆对比剂的指导方案:对肾功能正常的患者也建议至少应间隔 4 小时以上;而有肾功能中度降低、重度降低的患者应该更加谨慎,碘/钆对比剂注射的间隔时间应达 7 天。所以,在不影响患者诊疗的情况下应尽量延长两次检查的时间间隔。对于特殊的紧急患者,在临床医师陪同下,做完检查后立即进行血液透析,这类特殊处理也可以酌情考虑。另外,要注意的是,先做增强 CT 检查不影响平扫和增强 MRI 检查,但先做增强 MRI 检查会影响平扫和增强 CT 检查。所以,当必须在同一天做这两种检查时,应先做平扫和增强 CT,间隔 4 小时以上再做增强 MRI。

做磁共振为什么必须取掉身上的金属物品及磁性卡片?

大家应该听说过上海某家医院患者把轮椅推进了磁共振机房,然后直接被机器吸附,造成了设备损坏,损失了上百万元。那是因为磁共振设备具有强磁场,当铁磁性物质进入时,会被强磁场吸引而飞向磁体,较小金属物体(如钥匙等)会变成飞刀一样对人体造成伤害,较大物体(如轮椅)会被吸在磁体上将无法靠人力拉出,并有可能损坏昂贵的检查设备。另外,强磁场会损害银行卡等磁条卡上的信息资料(消磁),会使手表停摆损坏,而给你带来小麻烦噢。

磁共振有辐射吗? 哪些人不适合做磁共振检查?

磁共振的成像原理主要依赖电流激发所产生的高频磁场,与 X 射线检查所形成的电离辐射原理是不同的,所以没有辐射。目前医学还未发现临床常用磁共振会对人体产生不良影响。不能做磁共振的人群如下:

首先,体内有金属异物者,如心脏起搏器及神经刺激器、血管支架等。现在有很多植入物没有磁性,可以做磁共振检查,具体应咨询手术医生。其次,一些特殊人群要注意,如早期妊娠期妇女(孕 3 个月以内)、危重患者需要使用生命支持系统者、幽闭恐惧症患者不推荐磁共振检查。

捋一捋那些"A"

我们在心血管科、脑外科、泌尿外科等科室就诊时,医生经常会开出针对血管的检查,就是什么"A"啊,"U"啊,听起来很玄乎,在这里,给大家普及一下这些概念。

冠状动脉 CTA 是什么?

根据世界卫生组织的统计,心血管疾病是引起人类死亡的首要因素,缺血性心脏病每年导致超过 900 万人死亡。这是什么概念呢,根据 2016 年末的统计,联合国承认的 193 个国家,有 111 个是人口小于 1 000 万的。按照概率计算,我们每个人都有差不多 40% 的可能死于心血管疾病(CVD)。研究发现,动脉粥样硬化和年龄、生活方式有很大的关系,所以,平时我们一定要注意采用健康的生活方式,不吸烟,少饮酒,少熬夜,到了一定年龄之后,还要定期检查心脏血管。我们的心脏有两根主要血管供血,称为左冠状动脉和右冠状动脉,左冠状动脉又分为前降支和回旋支。在做普通 CT 扫描时,由于冠状动脉血管的密度和心肌组织密度近似而无法分辨,这时就需要往血管内注射一些高密度造影剂,在造影剂流经相应冠状动脉时进行 CT 扫描,也就是对冠状动脉进行增强扫描,并通过计算机把冠状动脉在后台工作站上描绘出来,观察冠状动脉的走行、管壁有无硬化斑块以及血管管腔有无狭窄,这就是心脏冠状动脉造影,医生们口中简称的 CTA。

哪些情况下需要进行心脏冠状动脉CTA检查呢?

(1) 有多重冠心病危险因素的人群,如长期高血压、糖尿病、吸烟酗酒,中老年男性、绝经后女性,生活方式不健康,高负荷工作。

(2) 临床症状或其他检查怀疑有冠心病的人群。如各种原因的胸痛、胸闷、憋气、牙疼、剑突下疼、左上臂不适等。心电图、超声、24小时动态心电图等检查怀疑有冠心病的人群。

(3) 冠脉支架植入术后或心脏搭桥术后的复查。以往支架植入术后的复查需要再次做造影复查。

心脏冠状动脉CTA检查可以又快又好地检测心血管的斑块,因此越来越广泛地应用于临床诊断冠心病。如果医生开了心脏冠状动脉CTA检查单,在进行这项检查的过程中,你需要了解如下一些流程和注意事项,这样可以更加顺利地完成检查。

注意事项一:如果患有糖尿病,正在服用二甲双胍,在检查前48小时可能需要停用,具体可以在预约检查时咨询临床医生。禁食3~4小时,目的是防止静脉注射造影剂后出现呕吐反应引起窒息,但可以少量饮水。12小时内应该避免服用含有咖啡因的饮料,防止心率过快。最好穿纯棉宽松的衣物,避免穿着容易产生静电的衣服,防止静电对心电信号产生干扰,女士最好不要穿连体衣物,避免贴电极时候的尴尬哦。

注意事项二:检查当天携带所有正在服用的药物,特别是降压药,给医生做参考。在预约的时间点之前到达放射科,通常预约的时间为等候时间,由于有些急诊患者可能需要提前检查,因此可能不能在预约的时间点开始检查,这时需要在检查室外静静等待,不要激动,心率加快可能会导致检查失败。如果之前做过心脏支架手术、冠脉搭桥手术,放置过起搏器,有人工瓣膜者,检查时应告诉操作医生,如果能够知道支架的型号,具体的搭桥血管会更好,可以帮助医生优化扫描方案。在检查中需要屏住呼吸,在等待检查的期间,可以自己练习一下屏住呼吸,不同的设备需要屏气的时间长短不一,通常为 5～10 秒。练习的时候先吸一口气,然后憋住,鼻子和嘴都不能出气,如果你觉得憋不住,可以尝试将肚子鼓起来不动,坚持 15 秒。

心脏 CTA 的检查流程如下:

(1) 当你到达放射科后,护士会帮你测量心率,如果心率过高(通常超过 80 次/分,取决于医院的设备),需要在检查前口服倍他乐克等药物以降低心率。如果你对此类药物过敏,请如实告知护士,不要为了完成检查而刻意隐瞒,以免发生严重的过敏反应。心率越低,越平稳,越容易获得良好的图像。这个控制心率的时间可能需要半小时到一个小时。

(2) 检查前需要在注射室先打一个留置针,检查用的造影剂需要通过留置针快速注射到人体,一般打在右手的前臂静脉处。

(3) 心率达到检查要求后,医生会让你进入检查室,躺在检查床上,并且双手举过头顶。

(4) CT 设备在扫描球管快速运行的时候会有一些噪声,有些人对注射造影剂会感到有些担忧,这都很正常,可以闭上眼睛,想想其他的事情,这可能是你此生躺过最贵的床。

(5) 接下来医生会给你贴电极片,连接心电导线,在显示屏上可以看到你的心率。

(6) 右手的留置针会与高压注射器相连,护士会做一个测试,检查留置针是否可以承受即将注射的造影剂的压力,这时如果感到特别疼,有可能血管有渗漏,必须告诉护士进行调整,否则可能导致检查失败,造影剂大量渗漏到皮下也会引起不良反应。

(7) 接下来医生会帮你进行呼吸练习,注意听医生的呼吸指令,不要深吸气,当需要你屏气的时候,应该马上憋住。在听到可以呼吸的指令后,可以正常呼吸。通常一次心脏 CT 检查,需要配合屏气 3 次,以最后一次最重要,因为这时在注射造影剂进行血管成像。

(8) 躺在检查床上,开始上述工作之前、之中或之后,医生会要求你张嘴,将舌头抬起顶住上颚,在舌下放一片白色的小药片,或者拿个小药瓶喷两下,这是硝酸甘油,可以帮助血管扩张,更好地显示心脏血管。含服硝酸甘油之后,可能头部会稍有不适,这是血管扩张的后果,不需要紧张。如果你有青光眼或哮喘病史,请提前告诉医生。

(9) 接下来是注射造影剂,进入扫描检查阶段,眨眼间整个 CTA 检查就完成啦。

(10) 检查完成后,不要马上离开,医生需要你检查后在留观室等待 15 分钟左右的时间,目的是防止迟发的造影剂不良反应。15 分钟后如果没有什么不适,就可以拔掉留置针,回家等着拿检查结果了。

怎么理解 CTA 的检查结果呢?

(1) 正常:未见明确狭窄及斑块。恭喜你,这说明冠状动脉血管没有动脉粥样硬化,是最好的结果。

(2) 有斑块形成:包括可见粥样硬化斑块,狭窄<20%。这

表示是早期粥样硬化改变,不会导致心肌缺血改变,还不用太担心,但提醒患者需要用药控制动脉粥样硬化进程。

(3)轻度病变:冠状动脉狭窄程度 20%~50%。一般也不会引起心肌缺血的各种症状,也不会建议做冠状动脉造影检查,但需要规范的药物治疗。

(4)中度病变:冠脉狭窄程度 50%~70%。这属于临界病变,很难做出判断,因为它可能会引起心肌缺血的各种症状,一般建议进行运动平板试验、负荷心肌核素灌注显像或心肌灌注 MRI 等功能学检查,诊断是否存在心肌缺血,也可以直接进行冠状动脉造影检查,明确冠状动脉狭窄情况,术中可以同时进行压力导丝或血管内超声等更精确的检查。

(5)重度病变:冠状动脉狭窄程度≥70%。这是严重冠心病的标志,一般建议患者进行冠状动脉造影检查,也可寻找心肌缺血的证据。

此外,冠状动脉 CTA 还会提示斑块性质,一般分为三种:钙化斑块、非钙化斑块与混合斑块。通常非钙化斑块与混合斑块较钙化斑块更加危险,更容易诱发心梗,特别是密度非常低的斑块,具体需要专科医师来解读。

还想提醒大家的是,冠状动脉 CTA 报告的血管狭窄百分之多少,只是一个虚数,是医师根据一定方法估测的结果,并不是精确的数字,不必太过纠结;冠状动脉 CTA 往往会高估狭窄程度,也就是如果你后来做了冠状动脉造影检查,往往会发现造影诊断的狭窄程度比冠状动脉 CTA 的狭窄程度要轻,这是由不同的成像方法差异所导致的,并不是说冠状动脉 CTA 的结果不准确。

冠状动脉 CTA 检查大大提高了早期冠心病的识别率,降低了心血管意外的发生,目前已经写入了世界各国的冠心病诊疗指南当中,是冠心病早期筛查的无创手段,可谓成效显著。

脑血管 CTA 是什么?

脑血管病是严重威胁我国居民健康的疾病,一旦发病,死亡率高,在存活者中有 50%~70% 遗留严重的残疾,不但自己不能工作,还需要家人护理,给社会和家庭带来沉重的负担。以前大家总觉得脑血管病是老年病,但其实现在已经有越来越多的年轻人发生脑血管病导致猝死,网上也有很多报道,一些青年才俊由于长期过度劳累导致英年早逝。比如,2017 年 8 月 13 日,上海新华医院 38 岁主治医师在家脑突发血管病在家与世长辞;2021 年 5 月,清华大学长庚医院年仅 27 岁的王倬榕医师,因在家中突发脑血管病,经抢救无效最终与世长辞。所以,开展脑血管病筛查,可实现早发现、早治疗,可显著降低致死、致残率。

与心血管 CTA 一样,脑血管同样可以进行 CTA 检查。脑血管 CTA 对脑血管病变的诊断,既安全、方便、快速,又定性、定位明确,可作为脑动脉狭窄、脑动脉瘤、脑血管畸形等脑血管病变筛查的一种有效检查手段,早发现、早治疗可避免发生脑血管病的致死致残。

那么,哪些情况下需要进行颅脑 CTA 检查呢?

(1)三高(高血压、糖尿病、高脂血症)患者或有脑血管病家族史者。如果还没有出现脑出血、脑梗死等脑血管疾病,那么恭喜你,还有机会进行脑血管 CTA 对脑血管进行安全筛查,判断发生脑血管病的风险,防患于未然。检查后如果发现有脑血管疾病风险,赶快就诊,根据风险程度制订相应治疗方案。轻微的动脉硬化或动脉斑块的患者,可以通过改变不良的生活习惯进行干预;动脉轻度狭窄(狭窄率≤50%)的患者需要在改变不良的生活习惯的基础上,加药物治疗;动脉重度狭窄(狭窄率不小于70%)的患者,可以采用介入支架手术治疗。

(2) 反复眩晕发作患者。如果你经常反复眩晕发作,但并不知道原因,那么,可以负责任地告诉你,赶快做个脑血管CTA,因为不明原因的眩晕很大一部分是由于脑动脉严重狭窄引起的,随时可能发生血管闭塞而引起急性脑梗死。一旦出现脑梗死后果就严重了,如果抢救不及时,部分患者就会发生偏瘫失语等致残后遗症。这类患者若能做一个脑血管CTA检查,就能及时发现脑动脉狭窄,及时给予药物或支架治疗,就有可能避免发生严重脑梗死,提高生活质量。

(3) 已经发生了脑出血、脑梗死等急性脑血管病,可表现为突发的言语不清、词不达意、精神萎靡、嗜睡、肢体无力、口角歪斜等,或既往发生过脑血管病但未进行脑血管检查的患者,都需要做脑血管CTA检查,对颅内外血管进行评价,以判断脑血管病复发的风险,并根据风险程度制订相应治疗方案,以实现预防脑血管病复发的目的。

(4) 高度怀疑有颅内动脉瘤者。因为颅内动脉瘤一旦破裂出血,致死致残率极高,第一次出血死亡率30%以上,第二次出血死亡率60%以上,第三次以上死亡率更高。据统计,我国颅内动脉瘤的发病率可达7%,而动脉瘤在未破裂前可没有任何症状,有的可有慢性头痛病史,有的动脉瘤在破裂前可出现视物重影。这类患者必须进行脑血管CTA检查,若发现未破裂的动脉瘤,应及时治疗,以有效避免患者致死或致残。

脑血管病的病根在脑血管上,正本清源,一定要查血管,只有把颅内外血管病变程度查清楚了,才能指导我们判断患者发生脑血管病的风险程度,才能指导我们给脑血管病患者制订更加有效的治疗方案。另外,良好的生活习惯是健康的基础,这里告诉大家几个小秘诀:①均衡饮食,增加瓜果蔬菜的摄入,少吃高糖、高脂的食物;②科学运动,保持良好作息习惯,增加日常活动,维持合理体重;③控制烟酒的摄入,烟草中的尼古丁及焦油会引起血管释放紧张素,而饮下的酒精会破坏血管内皮细胞,从而诱发血管疾病;④保持愉悦的心情,学会放松,激动的心情容易引起血压的改变,从而增加血管破裂、脑卒中(中风)等的风险;⑤发现不适,合理判断,及时就医,切勿延误。

心·脑血管 DSA 检查又是什么高级检查?

当心脑血管 CTA 检查出现问题时,就需要更加精确的 DSA 检查上场,DSA 是数字减影血管造影(digital subtraction angiography)的简称,就是往血管里注入造影剂,然后通过计算机进行辅助成像的 X 射线血管造影技术。能全面、精确、动态地显示心脑血管结构和相关病变,被认为是诊断脑血管病的"金标准"。

全身各个系统的血管都可以做,包括脑、肺部、四肢的血管,DSA 可以对血管病变进行精确诊断,相当于给血管画了一幅精确的地图,可以对具体的血管病变部位进行精确测量和评估,为今后的进一步治疗做好导航准备。同时通过 DSA,还可以对血管病变进行治疗,比如血管狭窄的病变、动脉瘤等。

在什么情况下需要进行脑血管 DSA 检查呢？

（1）当发生急性脑血管病（中风）时，如脑血管堵塞（缺血性脑血管病），或者脑血管破裂（出血性脑血管病），或当患者出现急性的肢体无力、言语不清等症状时，需要做脑血管 DSA 造影检查，以进一步寻找脑血管病的病因。

（2）通过 CT、磁共振、经颅多普勒彩超、颈动脉彩超等无创检查，发现颅内外动脉有狭窄、动脉瘤等病变的时候，我们需要做脑血管 DSA 造影检查，进一步确定是否有病变存在，测绘出精确的病变地图，为进一步的治疗做好准备。

（3）在颅内外动脉支架植入术后、颅内动脉瘤栓塞术后等血管内介入治疗后的复查，需要做脑血管 DSA 造影检查。

在什么情况下需要做心血管 DSA 呢？

（1）疑似冠心病患者：如无症状性冠心病，其中对运动试验阳性、伴有明显的危险因素的患者，应进行冠状动脉造影检查；CT 等影像学检查发现或高度怀疑冠状动脉中度以上狭窄或存在不稳定斑块；原发性心脏骤停复苏成功、左主干病变或前降支近段病变的可能性较大的均属高危人群，应早期进行血管病变干预治疗，需要评价冠状动脉。

（2）冠心病患者：稳定型心绞痛或陈旧心肌梗死，内科治疗效果不佳，影响学习、工作及生活。不稳定型心绞痛，首先采取内科积极强化治疗，一旦病情稳定，积极行冠状动脉造影；若内科药物治疗无效，一般需紧急造影。对于高危的不稳定型心绞痛患者，以自发性为主，伴有明显心电图的 ST 段改变及梗死后心绞痛，也可直接进行冠状动脉造影检查。发作 6 小时以内的急性心肌梗死（AMI）或发病在 6 小时以上仍有持续性胸痛，拟进行急诊经皮冠状动脉介入治疗（PCI）手术；如无条件开展 PCI 手术，对于 AMI 后溶栓有禁忌的患者，应尽量转入有条件的医院。AMI 后静脉溶栓未再通的患者，应适时争取补救性 PCI 手术。对于 AMI 无并发症的患者，应考虑梗死后 1 周左右择期进行冠状动脉造影检查。AMI 伴有心源性休克、室间隔穿孔等并发症者，应尽早在辅助循环的帮助下进行血管再灌注治疗。对于高度怀疑 AMI 而不能确诊，特别是伴有左束支传导阻滞、肺栓塞、主动脉夹层、心包炎的患者，可直接进行冠状动脉造影检查以明确诊断。冠状动脉旁路移植术后或 PCI 手术后，心绞痛复发，往往需要再进行冠状动脉病变评价。

　　了解了以上信息，我相信你一定能够成为心脑血管疾病自我管理的专家。

谈一谈那些"U"

　　前面说完了很多关于"A"的检查，下面让我们谈一谈关于那些"U"的检查。

泌尿系统 CTU 是什么？

　　泌尿系统是人的下水道，也是非常重要的器官，人的身体产生的各种垃圾需要通过泌尿系统排出体外，泌尿系常见的疾病如结石病、泌尿系统肿瘤性疾病等，需要进行一种称为 CTU 的检查，即 CT 尿路造影。CTU 检查的原理是经静脉注入造影剂后，由于肾脏的分泌功能使得造影剂在肾盏、肾盂、输尿管及膀胱内出现，然后利用 CT 对需要观察的泌尿道部位进行连续扫描,获得的图像经计算机处理后,进行三维重组,从而获得包括肾盏、肾盂、输尿管及膀胱在内的整个泌尿系统立体图像。CTU对有尿路疾病的患者的评价既优于传统的静脉肾盂造影,也优于超声学和MRI检查。

在做CTU检查的时候,经常会有患者或家属询问,为什么别人做CT检查一次就可以了,我要做两次,而且要憋着尿做,是不是因为我的病情很严重? 这些都会让患者或者家属"压力山大"。还有患者会怀疑,是不是给我做错了,所以还要重做一次啊? 其实这是由于每个人做的CT项目不一样,导致CT检查方式不一样。CTU检查首先要给患者做一个常规CT平扫加增强扫描,在增强扫描后还要再扫一次,医学上称为排泄期,排泄期扫描根据不同的疾病一般在注射造影剂后7.5~30分钟。这就是患者口中所说的第二次扫描。检查完成后,对获得的图像进行容积数据三维重组,就可以呈现一个模拟泌尿系统管道走行的图像,清晰地显示了两侧输尿管的形态、走行,医生依据图像可以辨别是否正常。CTU是判断肾脏先天性发育异常、炎症、肿瘤、外伤及肾血管疾病的一种检查方法,还可以观察肾功能是不是有明显的异常。

患者在CTU检查前后应注意什么呢?

(1) CTU检查和增强CT一样需家属陪同;至少需要空腹4小时。

(2) 自备饮用水1000毫升,进入CT室等候检查时在医生指导下开始饮水,检查后应该继续多饮水,住院患者可行水化治疗(静脉注射液体1000毫升以上)。

(3) CTU检查前应停用正在服用的有关肾毒性的药物。

如果是糖尿病患者，在进行 CTU 检查前后 48 小时需停用二甲双胍类药物，防止发生乳酸性酸中毒。嗜铬细胞瘤患者检查前可遵医嘱给予预防高血压危象的 α 受体阻滞剂。

（4）CTU 造影检查完毕后，请注意观察自身情况至少 30 分钟，防止发生迟发性过敏反应。

泌尿系统 MRU 是什么？

上面讲了泌尿系统疾病可以用 CTU 检查来诊断，其实还有 MRU 也可以用于诊断泌尿系统疾病。MRU 又称为磁共振水成像技术，就是利用泌尿系统中的水能在 MRI 的 T2 序列上呈现明亮的高信号，通过计算机影像重建模拟出泌尿系统管路的一种显像方法。与 CTU 相比，这种方法不需要注射造影剂，也没有辐射，尤为适合碘过敏的患者。但是 MRU 图像的分辨率要差一些，有一定的漏诊率，对诊断一些恶性梗阻性疾病病因尚有困难。

最后说明一下，磁共振检查时往往有比较大的噪声，部分医院会为患者配备耳塞，患者可以自己准备一个，以减少检查时的不适感觉。

钡餐是什么餐？

钡餐检查就是胃肠道造影检查。检查时需要口服或向消化道内灌入钡剂，从而将胃肠道的形态呈现，帮助疾病诊断。食管和胃肠道属于空腔脏器，影像检查多选择硫酸钡造影作为一种检查方法。当钡剂充填食管、胃肠道内腔时，可使食管、胃肠道与周围组织形成明显对比,若同时用气体扩张内腔,则形成气钡双重对比,能清楚地勾画出食管、胃肠道内腔和内壁的结构细节,从而达到检出和诊断疾病的目的。

胃肠造影能发现哪些病变呢?

胃肠道造影能显示其内腔和黏膜皱襞、形态和功能等,通过胃肠钡剂造影检查观察胃肠道状况,对食管肿瘤、胃溃疡、胃下垂、胃癌、十二指肠溃疡、溃疡性结肠炎等疾病的诊断很有价值。目前钡剂造影仍是胃肠道肿瘤检查的主要方法,可借助胃肠道的位置和形态改变,对腹内肿块做出定位诊断;能判断消化道癌肿的浸润范围与程度,可估计手术切除的可能性,也可作为对胃肠道病变治疗过程中疗效的随访观察。

药物辅助造影检查是利用某些药物改变胃肠道的功能或消除某些功能异常,达到详尽显示病变的目的。例如用抗胆碱药如盐酸山莨菪碱来降低胃肠道张力,有利于显示胃肠道黏膜面的细微结构及微小病变;消除胃肠道痉挛,使某些异常得以显示;帮助鉴别狭窄是痉挛性的,还是器质性的。

检查前需要准备什么?

患者在钡餐检查前一天晚饭后禁食,次晨空腹至放射科接受检查。如不禁食,胃内容物可影响医生对胃肠形态的观察;服某些药物则可影响胃肠道功能。幽门梗阻患者,应先洗胃,抽净胃内容物再检查。

胃肠造影分类

胃肠造影按检查范围可分为:①上胃肠道造影,包括食管、胃、十二指肠。②肠系造影,可在上胃肠道造影后每隔1～2小时检查一次,用于空、回肠及回盲部的检查。③下消化道造影,分为钡剂灌肠造影及口服法钡剂造影,前者为结肠检查的基本方法,需在检查前一天到放射科预约,并做好肠道准备(清洁肠道)。

按造影方法可分为:①传统的钡剂造影法。②气钡双重造影法。气钡双重造影法简称双重造影,是指先后引入钡剂与气体,使受检部的黏膜面均匀涂布一层钡剂,气体使管腔膨胀,以显示黏膜面的细微结构及微小异常。

小肠灌钡造影

检查小肠还可用小肠灌钡造影。将十二指肠导管置于十二指肠远端,在5～6分钟内灌注低浓度钡剂500～600毫升,观察小肠情况。一般钡剂20～30分钟到达回盲部;多注入气体并用抗胆碱药进行低张力双对比造影。肌内注射新斯的明或口服胃复安可以增强胃肠道紧张力,促进蠕动,可缩短钡剂运行时间,能在较短时间内(1～2小时)观察全部小肠。甘露醇混合在钡剂内服用,也能使钡剂较快地通过小肠,缩短检查时间。

哪些疾病需要进行胃肠造影检查呢?

食管肿瘤、胃溃疡、胃下垂、胃癌、十二指肠溃疡、溃疡性结肠炎等。

哪些情况下不能做胃肠造影检查呢?

急性上消化道穿孔,肠道大出血1周之内,肠梗阻,肠坏死,一般情况甚差的患者。

第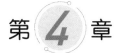章

神秘的"核"——核医学篇

医学诊断的四大影像技术是 X - CT、MRI、超声成像以及核医学成像技术。对前三者,大家耳熟能详,但对核医学可能知之甚少,甚至许多临床医生也是一头雾水。而且因为核医学有个"核"字,很容易让人联想到核武器、核辐射,从而对核医学产生恐惧和抵触心理。那么核医学到底是做什么的呢? 与核武器有关吗? 存在辐射吗? 下面为大家一一解答。

核医学的"核"指的是放射性核素,与核武器的"核"不是一码事。放射性核素,也叫不稳定核素,是指不稳定的原子核,能自发地放出射线(如 α 射线、β 射线等),通过衰变形成稳定的核素。放射性核素衰变到原始数目一半所需要的时间称为物理半衰期。核医学是利用放射性核素所发出的射线(如 β 射线、γ 射线)诊断和治疗疾病的学科。因此核医学确实存在一定量的辐射,但之前网上曾经流行过这样一句话:"抛开剂量谈毒性,都是耍流氓。"我们不能一听到辐射就害怕,关键要看剂量问题。其实辐射在宇宙中无处不在,它是热的一种传播方式,只要温度不是绝对零度的物体,都会向四周散发射线。而核医学应用的核素都是经过严格挑选的,半衰期短且用量极微,不会对患者的正常组织造成辐射损伤。核医学的成像技术包括单光子发射计算

机断层成像术（single-photon emission computed tomography，SPECT）和正电子发射断层成像术（positron emission tomography，PET），另有部分放射性核素还可用于疾病的治疗。下面我们就一起走进神秘的核医学，看看放射性核素如何在医学诊断和治疗领域大展身手。

ECT 又是什么 CT?

随着 CT 在临床各种疾病的广泛应用，现在普通民众对于 CT 已经非常熟悉了。但是当拿到临床医生开的 ECT 申请单时不免心头疑惑：ECT 检查是个啥？和 CT 有啥区别？我为什么需要做 ECT 检查？检查单上的全身骨显像、肾动态显像、心肌灌注显像都是什么意思？下面就带大家简单了解一下 ECT。

什么是 ECT?

SPECT 和 PET 是核医学的两种成像技术，由于它们都是对从患者体内发射的 γ 射线成像，故统称发射型计算机断层成像术（emission computed tomography，ECT）。但由于 SPECT 设备数量多，应用范围广，临床上通常习惯把 SPECT 简称为 ECT，久而久之，ECT 就成了 SPECT 的通用临床叫法。

ECT 与 CT 有什么区别呢？ECT 是一种将微量放射性核素药物引入人体，经代谢后在脏器内、外或病变部位和正常组织之间形成放射性浓度差异，通过探测器探测从活体内发出的单光子信号，并经计算机图像处理，从而获得放射性示踪剂在体内组织分布的闪烁断层成像技术。CT 则是一种利用体外的 X 射线穿透人体而获得三维解剖图像的断层成像技术。简单地说，想要成像，必须要有"光"。ECT 是通过接收引入人体内的放射性核素衰变产生的 γ 射线，根据接收射线的方位和数量，显示病灶在人体的"分布图"，因此，当患者做 ECT 检查时，患者就是那个"闪闪发光的小太阳"。ECT 通过收集患者"发的光"而成像。而做 CT 检查时，CT 发出的 X 射线就是我们说的"光"，X 射线穿过人体，一部分会被人体组织吸收，没有被吸收的那一部分 X 射线就是成像时要用的"光"了。ECT 检查最重要的特点是能提供人体各组织器官功能性变化信息，而功能性变化常发生在疾病的早期。常规的诊断方法如超声、CT、MRI 检查，主要提供人体解剖学变化信息，所以与它们相比，ECT 在某些情况下能更早地发现疾病，判断疾病的性质及进展程度。但在分辨率方面，ECT 远远不如 CT，成像相对模糊，容易遗漏小于 1 厘米的小病灶。因此，为了提高 ECT 的诊断效能，研究者将高端的 SPECT 和多排螺旋 CT 结合成一体化的设备，称为 SPECT/CT。SPECT/CT 是包含功能和解剖双重信息的融合影像，进一步增强了 ECT 在疾病诊断方面的准确度，大大提高了 ECT 的临床价值。目前 SPECT/CT 已广泛用于肿瘤骨转移、甲状腺疾病、甲状旁腺疾病、泌尿系统、循环系统等疾病的诊断。

ECT 适合哪些人群？

ECT 的检查项目众多，包括全身骨显像、肾动态显像、甲状腺显像、心肌血流灌注显像、肺灌注显像、甲状旁腺显像、唾液腺显像、^{99m}Tc-MIBI 亲肿瘤显像、异位胃黏膜显像、消化道出血显像、甲状腺摄碘率、脑血流灌注显像、骨密度测定等。以下我们对应用比较广泛的几个检查项目进行简单介绍。

（1）全身骨显像。全身骨显像一次成像就可以了解全身骨骼的情况,且其在骨骼系统疾病诊断方面具有很高的敏感性,常能在 X 射线检查出现异常前即发现病变。全身骨显像的成像原理是将趋骨性的放射性核素标记物引入人体,病变骨骼可随血供高低、成骨旺盛或低下而出现成骨或溶骨两种病理改变。新骨形成处无机盐代谢更新旺盛,局部血流量增加,成骨细胞活跃,有较多的晶体沉积,该处晶体表面能吸附大量的骨显像剂,检查时表现为浓聚区;而当骨骼组织血液供应减少或病变部位呈溶骨性变化时,则表现为稀疏或缺损区。因此,全身骨显像不仅能显示全身骨骼的形态,而且能反映各个局部骨骼的血液供应和代谢情况,并做出定位诊断,对各种骨骼疾病均有重要价值。全身骨显像可以比 X 射线提前 3～6 个月甚至更早时间探查到骨转移灶。此外,骨显像在骨髓炎、股骨头坏死的诊断方面也明显优于 X 射线检查。一些隐性或细微骨折,如肋骨的裂纹骨折和腕部舟骨的骨折,最初 X 射线并不能发现,只有在随访复查时发现,而骨显像则能及时发现。目前全身骨显像主要用于恶性肿瘤骨转移的早期诊断,原发性骨骼肿瘤累及范围的判断和疗效观察,评价不明原因的骨痛,早期诊断骨髓炎、股骨头坏死,骨活检的准确定位,以及代谢性骨病的辅助诊断。

(2)肾动态显像。肾动态显像是目前评估肾功能最灵敏的无创伤性检查方法。基本原理是应用微量同位素(^{99m}Tc)标记示踪技术,在 20 分钟内显示从饮水到肾脏排泄到膀胱内的全过程,借助 SPECT 仪器采集信号后,经计算机软件的后处理,从而显示分肾功能参数和图像,可准确评估受检者的分肾功能,为临床医生提供全面且可靠的代谢信息。肾动态显像所用的放射性药物从泌尿系统排泄,其通过肾脏和尿路的过程反映了尿液生成和排除的过程。所得到的信息更符合生理状态下泌尿系统的状况，结果也更准确。而且单肾功能受损在临床尤为常见，如结石或积水等在病变早中期，受损肾脏的功能往往可由对侧健康肾补足，因此单纯通过验血查肾功能相关生化指标，往往显示在正常范围内而误诊。肾动态显像能够观察和判断两个肾脏各自的功能和尿路情况，测定总肾和分肾的血流量（ERPF）和肾小球滤过率（GFR），因此被认为是评估肾功能的"金指标"。目前肾动态显像主要用于观察肾脏的位置、大小、形态及尿路排泄情况，测定分肾功能，以及肾性高血压的判断和移植肾功能的监测。

（3）甲状腺显像。正常甲状腺组织具有选择性摄取和浓聚碘的能力，而锝与碘属于同一族元素，也能被甲状腺组织摄取和浓聚。同时，高锝酸盐（$^{99m}TcO_4^-$）和碘- 131（^{131}I）相比，具有物理半衰期短、射线能量适中、发射单一 γ 射线、甲状腺受辐射剂量小等良好特性，因此甲状腺显像临床上常规使用$^{99m}TcO_4^-$。将放射性$^{99m}TcO_4^-$引入体内后，即可被有功能的甲状腺组织所摄取，在体外用显像仪探测$^{99m}TcO_4^-$发出的 γ 射线的分布情况，就可观察甲状腺的位置、形态、大小及功能状态。当甲状腺发生病变时，它的影像也将随着对$^{99m}TcO_4^-$的摄取改变而变化。目前甲状腺显像已被用于：①了解甲状腺的形态、大小、位置和功能状况；②甲状腺结节的诊断和鉴别诊断；③异位甲状腺的诊断；④判断颈部肿块与甲状腺的关系；⑤移植甲状腺的监测和甲状腺手术后残留甲状腺组织及其功能的观察；⑥甲状腺炎的辅助诊断；⑦估算甲状腺的重量；⑧寻找甲状腺癌转移病灶，以助选择治疗方案，评价治疗效果。

（4）心肌灌注显像。心肌灌注显像能灵敏地反映在静息和运动负荷不同状态下的心肌供血情况，是早期诊断冠心病和心肌炎、指导治疗、判断疗效和预后的重要检查手段。显像原理是正常或有功能的心肌细胞可以选择性摄取放射性示踪剂，且摄取量与该区域冠状动脉血流量成正比，与局部心肌细胞的功能和活性密切相关，而受损心肌则表现为不摄取。心肌灌注显像结合冠状动脉 CT 血管成像可以准确发现狭窄的冠状动脉是否导致了心肌缺血，从而筛选出可从介入导管治疗获益的患者。目前心肌灌注显像已用于：①冠心病的诊断；②室壁瘤、心肌病、心肌炎的辅助诊断；③已确诊冠心病者，心肌缺血及梗死的部位、范围和程度评价；④急性胸痛的鉴别诊断，明确是否有心肌缺血或梗死；⑤冠状动脉疾病危险分层；⑥冠心病患者治疗后的疗效评价与随访；⑦冠状动脉疾病患者的预后评价；⑧外科手术前患者心脏情况的评价；⑨其他心脏疾病评价心肌血流灌注情况。

（5）骨密度检查。骨质疏松是一种以骨量减少、骨的微细结构破坏为特征、致使骨的脆性增加、骨折风险增高的代谢性骨病。骨质疏松的发病率很高，我国 60 岁以上老年人中患病率为 36％ 左右，尤常见于绝经后女性。核医学科的骨密度测定检查是确诊骨质疏松的"金标准"，具有操作简便、价格低廉等特点，已被广泛用于人群中骨质疏松的筛查。那么，哪些人群需要进行骨密度测定呢？①出现骨质疏松症状者，如骨痛、轻微外伤后骨折等；②男性 50 岁以后应每年检测一次骨密度；③女性 45 岁或绝经后；④低体重及缺乏锻炼者；⑤钙和维生素 D 摄入不足者；⑥蛋白质摄入过高或过低者；⑦有影响骨代谢疾病史者，如甲状旁腺功能亢进症（甲旁亢）、骨软化症、多发性骨髓瘤、库欣综合征、肾性骨病等。

ECT 的检查方法及注意事项

ECT 检查项目众多，检查方法和注意事项也有差别。下面我们简单介绍一下这些检查项目的共同点。

（1）预约：由于放射性药物的生产和供应限制，核医学检查一般不能在申请当天进行，需要提前预约。患者需认真阅读预约单上有关项目的注意事项，检查当日尽量带齐以前检查的资料，以备参考。如有特殊情况不能如期来院进行检查，须提前一天取消预约，否则需要承担显像剂的费用。禁止准备怀孕或已经怀孕的患者进行 ECT 检查。

（2）检查前准备：大多数 ECT 检查不需要特殊准备，如有其他疾病需要服用药物在检查当天也可以正常服药。心肌灌注显像者需在清晨禁食，自备纯牛奶 500 毫升或 2 个油煎鸡蛋。全身骨显像者需在注射显像剂后多喝水（饮水量约为 2 瓶矿泉水），饮水后正常排尿，排尿时尽量不要使尿液沾染衣服或皮肤。受检者在注射显像剂后大量饮水可以加快显像剂在肌肉、软组织等的消除速率，从而使病变部位的显影更加清晰。肾动态显像者于检查前饮水 300～500 毫升。唾液腺显像者需带维生素C 2 片。

（3）注射显像剂：由于显像剂在体内需要逐渐吸收，所以 ECT 的许多检查项目在注射显像剂后都需要等待一定时间再进行扫描成像。不同的检查项目，等待的时间也不相同，有的只需数分钟，有的要几个小时，还有的甚至要几天后。为了让注射的显像剂能充分被病变部位摄取。在注射后的等待期间，受检者应在候诊室安静休息，不要随意走动或剧烈运动，以免肌肉摄取过多的显像剂而影响病变部位显影。

（4）显像过程：在显像前医生会通知患者排尿、进食或其他一些准备，这也是为了让检查更准确。进入检查室前请按要求做好准备，如取下身上的金属物品等。进入检查室后请注意脚下，上、下床时动作不要过快，防止跌倒、坠床。开始检查后患者要配合工作人员指令，保持身体不动。拍片时患者躺在床上正常呼吸，根据医生的要求采取一定的姿势，探测器会尽量靠近患者的身体进行图像采集。检查时患者如有任何不适或要求，请及时告知操作室内的工作人员。如无特殊情况陪同人员不要进入检查室。

（5）检查结束后：患者体内残留的显像剂会向周围散发少量辐射，所以应尽量减少与孕妇和婴幼儿的接触时间，相距 1～2 米则影响轻微；与成年人避免短距离长时间接触，短距离短时间接触影响不大。此外患者在检查结束后应多喝水、勤排尿。绝大多数显像剂在数小时，最多 1～2 天便从身体内完全排出或衰变完毕，不会发生不良反应，所以也不必紧张。

核医学的辐射问题一直备受关注，其实无须害怕，核医学诊疗过程中所使用的放射性药物，其临床应用价值及安全性已经过国内外多年的临床实践验证，放射性药物剂量也被严格控制在绝对安全的范围之内。放射性核素因为物理衰变和在人体内的生理排泄过程会快速减少，受检者所受的辐射剂量非常小。以 ECT 最常用的核素^{99m}Tc 为例，其半衰期约 6 小时。注入患者体内后随着时间会很快衰减，同时加上药物从体内的代谢和排泄，一般在患者体内的有效半衰期最多为 2～3 个小时。以使用核素量较大的骨显像为例,常规注射量为 25 毫居里①,辐射剂量约为 4.2 毫希,明显低于常规胸部平扫 CT 的剂量。同时由于放射性药物具有很高的生物学探测灵敏度,与 CT 或 MRI 造影剂相比,所需药量极微,因此不会干扰、破坏人体生理过程的平衡状态,不会出现过敏反应,且注射核素显像剂以后,也不会干扰其他影像检查(如超声、CT、MRI 等)。因此,在专业核医学医师的指引下,患者可以放心接受核医学诊疗。

　　核医学检查对受检者的辐射剂量有限,那么 ECT 检查结束后受检者对陪护人员的辐射量又有多少呢? 首先,我们要明确一个问题,辐射无处不在。在人类生存的地球表面存在的 2 000 多种核素中,有 1 700 多种是具有放射性的放射性核素;而且地球也在宇宙射线的普照之下,人类从出生后就一直生活在辐射环境中,空气、土壤、电视、计算机、手机、空中旅行等都会使人受到一定剂量的辐射。目前,根据国际原子能机构及我国《电离辐射防护与辐射源安全基本标准》给出的公众照射剂量限值为 1 毫希/年。同样,以目前用药量相对较大的全身骨显像为例,患者注射 25 毫居里骨显像剂后的 2～5 小时进行显像,检查结束后以不同的距离、固定时间测定其对周围的辐射剂量,在距患者 10 厘米的距离接触患者 10 分钟,且需要同时接触 600 位患者,才能达到 1 毫希的公众剂量限值。在临床实际操作中,即使护士对于患者进行近距离操作,一般也不超过 10 分钟。由此可见,尽管我们建议受检者在检查当日要尽量避免与婴幼儿及孕妇的密切接触,但实际上患者检查结束后体内的放射性已在相

---

　　① 居里为放射性活度,1 居里＝3.7×10¹⁰ 贝可。

当低的水平,一般不会对与之密切接触的周围人员造成影响。总之,核医学显像放射性药物的用量都被严格控制在绝对安全的范围之内,不会对受检者及周围人员造成辐射损害。正确认识核医学,避免不必要的恐惧,有利于核医学在疾病的诊断和治疗中发挥更大的作用。

ECT 目前已被用于甲状腺疾病、恶性肿瘤骨转移、各种骨关节疾病、泌尿系统、循环系统、消化系统等多种疾病的早期诊断。随着显像技术的持续优化以及新型显像剂的不断涌现,ECT 的临床价值将不断提高,从而使更多的患者受惠于该项检查。民众也应对 ECT 有基本的了解,不要因为恐惧心理而一味拒绝该项检查,以免贻误病情,造成不必要的损失。

神通广大的 PET/CT

随着医疗水平的不断提高和日益严重的老龄化,肿瘤的发病率在逐年升高,普通民众也越来越重视肿瘤的筛查。那么,你有没有听过有"查癌神器"之称的 PET/CT 呢? 它为什么会这么受肿瘤患者的推崇? 常规体检有必要进行 PET/CT 检查吗?下面让我们一起来了解一下这个神通广大的 PET/CT。

什么是 PET/CT?

PET/CT 是 PET 和 CT 两种检查设备组合一体化的功能分子影像成像系统。PET 是一种先进的核医学影像技术,通过探测引入机体的正电子核素发生衰变时释放出的正电子所发射的光子来反映示踪剂在机体局部组织内的分布情况。CT 则是一种临床已广泛应用且仍在迅速发展的 X 射线断层成像技术。

PET/CT 将这两种技术有机地整合到一台设备上，并把不同性质的图像同机融合显示。由于 PET 可提供病灶详尽的功能与代谢等分子信息，而 CT 可提供病灶的精确解剖定位，通过同机融合，一次 PET/CT 检查就可得到病变组织的功能代谢及解剖定位信息，从而提高诊断的准确性，真正起到 $1+1>2$ 的效果。PET/CT 在临床上已被广泛用于恶性肿瘤的早期诊断、分期、疗效评估和预后，被誉为"现代医学高科技之冠"。

PET/CT 目前最常用的显像剂是 18 氟-氟代脱氧葡萄糖（简称 ^{18}F - FDG）。FDG 是葡萄糖的一种类似物，经正电子核素 ^{18}F 标记后成为 PET/CT 的示踪剂 ^{18}F - FDG。众所周知，葡萄糖是参与我们人体代谢最主要的能量物质，恶性肿瘤细胞需要不断摄取体内的葡萄糖，以满足其快速增殖所需的能量。因此，相比于正常细胞，恶性肿瘤细胞对葡萄糖的摄取量显著增高。^{18}F - FDG 被注射到体内后，可被恶性肿瘤细胞选择性地摄取、浓聚，而正电子核素 ^{18}F 在衰变过程中不断释放 γ 射线，由 PET 探测接收后即可对肿瘤成像。因此，^{18}F - FDG 进入体内后就像是给肿瘤细胞安装了一个精准的 GPS，让肿瘤细胞无所遁形。鉴于 ^{18}F - FDG 在肿瘤诊断、分期、疗效评估和预后中的重要作用，它被誉为"世纪分子"。

如前所述，PET/CT 检查需要注射显像剂，而常规的增强 CT 检查也需要注射造影剂，因此常有患者会误将增强 CT 认作 PET/CT。那么这两种检查有何异同呢？

（1）注射的造影剂不同：增强 CT 检查的造影剂通常为碘造影剂（如碘海醇、碘佛醇等），无放射性，但部分患者对碘造影剂过敏；而 PET/CT 检查显像剂多为放射性核素标记物质，有放射性,但药量极低,不会引起过敏反应。

（2）造影剂的功能不同:增强 CT 检查的造影剂是用于观察组织及病变的血流情况,通过对比病灶与周围组织注射造影剂后的强化程度,做出定位及定性诊断;而 PET/CT 检查是利用显像剂在良恶性组织中放射性摄取的差异而做出定位及定性诊断。

（3）扫描范围不同:增强 CT 检查目前主要检查局部,不能进行全身扫描,如腹部增强 CT、盆腔增强 CT 等,在肿瘤筛查过程中,可能遗漏病灶。而 PET/CT 检查既可检查局部,也可进行全身显像,常可发现常规 CT、MRI 检查及手术中发现不了的微小病变,例如腹腔外病灶和小的淋巴结转移灶。

总体而言,对于肿瘤患者,PET/CT 的性价比更高,通过 PET/CT 检查可早期发现肿瘤,辅助诊断肿瘤的良恶性,寻找肿瘤的原发和转移灶,指导和确定肿瘤的治疗方案,避免延误疾病的诊断和治疗。

同样都是功能显像,PET/CT 与 SPECT/CT 相比又有何优势呢? 两者最大的差别在于 PET 的分辨率要远远优于 SPECT,因此可以更清晰地显示全身代谢异常的病灶,避免遗漏微小病灶。

PET/CT 适合哪些人群?

PET/CT 检查费用相对较高,目前国内大部分省市尚未纳入医保报销范围,让很多患者望而却步。那么哪些人群适合进行 PET/CT 检查呢?

（1）肿瘤:全身 PET/CT 在肿瘤方面的应用占其临床应用的 90% 以上。研究表明 PET/CT 诊断恶性肿瘤的灵敏度为

90%～98%,特异性为80%～90%,准确性为85%～93%,远远高于超声、CT、MRI等影像诊断技术。PET/CT在肿瘤方面的应用包括以下几个方面:①肿瘤早期定位、定性诊断;②肿瘤标志物异常增高患者的随访与肿瘤定位、定性诊断;③肿瘤良恶性的鉴别和恶性程度的判断;④肿瘤分期及疗效评估;⑤肿瘤复发或转移病灶的定位及寻找原发灶;⑥肿瘤预后及坏死与残存或复发病灶的鉴别;⑦指导穿刺活检部位的选择,指导制订放射治疗计划。

值得注意的是,尽管PET/CT在肿瘤鉴别、防、治等方面具有极高的临床价值,但因为该检查带有一定量的辐射,所以目前尚不推荐用于常规体检。

(2)心血管疾病:除了肿瘤领域以外,PET/CT在心血管疾病方面也有很高的临床价值。PET/CT心肌成像被公认为评价心肌活力的"金标准"。PET/CT能检查出冠心病心肌缺血的部位、范围,并对心肌活力准确评价,对确定是否需要行溶栓治疗、安放冠脉支架或冠脉搭桥手术有着重要的指导作用,并且通过对比治疗前后的图像可以有效评估治疗效果,并对术后心肌细胞活性恢复情况进行准确评估。此外,近年研究表明,PET/CT在感染性心内膜炎、动脉粥样硬化、心脏结节病、急性心肌梗死和血管炎等疾病的诊断、治疗和预后评估等方面都具有独特的临床价值。

(3)中枢神经系统疾病:PET/CT还可用于癫痫灶的定位,以便采用X刀或γ刀精准治疗;并可评价缺血性脑血管病、脑卒中、脑血栓或脑出血后脑功能情况以及脑缺血前后血流动力学的变化。此外,PET/CT还是诊断抑郁症、老年性痴呆、帕金森病等疾病的重要检查方法之一。

（4）感染与炎症：《FDG PET/CT 感染与炎症的诊断应用》指南推荐结节病、结核、风湿免疫病等 10 种疾病可做 PET/CT 检查。

尽管 PET/CT 是一项安全无创的全身检查，但仍有如下人群不建议进行 PET/CT 检查：

（1）剧烈咳嗽者。轻微的咳嗽并不会影响 PET/CT 的检查效果，但剧烈而持续的咳嗽会引起肺部及整个腹部的晃动而使图像模糊。如需行 PET/CT 检查可在检查前遵医嘱适当服用止咳药物。

（2）幽闭恐惧症者。幽闭恐惧症患者对封闭空间会感到烦躁、焦虑，进而出现心慌、气促、出汗、肌紧张、昏厥等现象。PET/CT 检查时间相对较长，有 20 分钟左右，不适合幽闭恐惧症者。

（3）孕妇及婴幼儿。PET/CT 检查时会产生一定量的辐射，对婴幼儿及胎儿的生长发育造成影响，因此孕妇及婴幼儿慎用 PET/CT 检查。

PET/CT 的检查方法

PET/CT 检查是一项非常精细的全身检查，检查流程如下。

（1）显像前准备：检查前禁食 6 小时，可以喝白开水或纯净水。验完血糖后注射 ^{18}F - FDG，之后需安静等待大约 1 小时。药物注射后 20～30 分钟，需摄入约 500 毫升水，目的是有利于药物在体内代谢，通过排尿将身体中多余的水分和药物代谢出体外，使得图像更利于观察。另外，在进行扫描前需要再喝

300～500毫升水,使胃部充盈,这样将更有利于胃部病变的显示。注射后药物会通过尿液排出体外,膀胱内有尿时,可能会导致盆腔的疾病被隐藏无法发现。因此,需要在扫描前去洗手间排尿清空膀胱,再做检查。

(2)显像过程:患者需在检查床上平躺8～10分钟,检查过程中应尽量保持身体不要移动。身体的移动会导致无法获得有效图像,从而难以判断病灶。部分患者在显像结束还需要再进行延迟显像,这是因为恶性肿瘤对^{18}F-FDG的摄取是"易进不易出",显像剂摄取会持续升高,而良性病变随着时间延长,它的摄取可能会逐渐下降。因此延迟显像后通过对比病变部位显像剂摄取水平的变化可以提高对病变良恶性鉴别的准确度。所以当医生要求患者进行延迟显像时,并不是因为第一次的检查没有做好,而是为了更好地对疾病进行良恶性鉴别。最常见的延迟显像包括肝、胆、胰、脾、胃肠道等消化器官和泌尿器官等。

(3)显像结束后:不同于CT检查,接受PET/CT检查的患者被注射放射性药物后,患者即成为"移动的辐射源",像小太阳一样向周围发射射线。一般而言,注入体内的放射性药物全部排出体外大约需要1天时间。因此,在检查药物所产生的放射线没有完全消失之前应避免近距离接触孕妇和婴儿。但患者也无须过度担心药物辐射对自己的危害,这些辐射剂量都是在安全范围内的。

PET/CT检查注意事项

PET/CT的图像质量受很多因素影响,为了达到最佳成像效果,需注意以下几个方面。

(1)检查前:血糖水平过高会竞争性抑制细胞摄取18F-

FDG,影响 18F - FDG 在体内的生物分布,以及肿瘤细胞的摄取。在 PET/CT 图像上常常表现为肿瘤摄取 18F - FDG 减低,从而影响图像质量。因此做 PET/CT 检查前至少需要空腹 4~6 小时,将血糖浓度控制在小于 6.1 毫摩尔/升,糖尿病患者早期空腹血糖值小于 8.3 毫摩尔/升为佳,最高不超过 11.1 毫摩尔/升。检查前需要遵循如下特定的饮食指导:①在检查前一晚要吃清淡的非碳水化合物食品,可食用牛肉、猪肉、羊肉、鸡肉、鱼或海鲜、蛋及蛋制品,尽量少吃面包、谷类食品、米饭、面条等淀粉类食物,不能饮用含有咖啡因、酒精和含糖的饮料。②在检查前 4~6 小时开始禁食,只能喝水和用白开水服药,同时需停用可能影响检查结果的药,如葡萄糖注射液、抗癫痫药物苯妥英钠和卡马西平等。③因心脏需在较高血糖下才能进行葡萄糖代谢,所以做心脏检查时血糖应控制在 7.8~8.9 毫摩尔/升,必要时应按医嘱口服葡萄糖水。④注射显像药物后 1 小时内应在等待室内安静休息。如果运动过多,会使药物聚集到肌肉等部位,导致病变部位摄取药物较少而显影不清。检查前一日也要避免剧烈运动。检查当日不要穿金属拉链的衣服,不佩戴首饰。天气寒冷时注意保暖。

（2）检查过程中:患者进入扫描室后,取下眼镜、帽子等物品,然后在家属搀扶下上床,上床后闭眼,勿移动,勿讲话。在扫描过程中,保持正确的体位,保持绝对安静、放松,避免讲话和移动身体,以免形成伪影。为了防止摔伤,检查过程中使用松紧适中的约束带,并放好衬垫,如有必要,检查时家属可留在身边陪伴。

（3）检查结束后:首先确认患者是否有头晕目眩、软弱无力等不适症状,尽量让陪同人员协助缓慢起身、下床,以防止直立性低血压及低血糖。因患者有较长时间禁食,可能出现不同程度的低血糖反应,如头晕、心慌、出冷汗等,如出现上述症状,可口服 50% 的葡萄糖溶液。PET/CT 检查后,由于患者体内放射性药物尚未彻底代谢排出,应在 1 天内饮用大量的水或食用流质食物,以加速药物的代谢;在小便后,尽可能将厕所冲洗干净,避免造成环境污染。

　　PET/CT 检查的辐射剂量一直是大众非常关注的一个问题。PET/CT 的辐射剂量由 PET 检查所用放射性核素和 X 射线 CT 两部分组成。受检者接受的辐射高低,取决于 CT 扫描的参数,由于 PET/CT 中的 CT 主要用于确定 PET 功能异常的定位,所以采用的是较低的扫描参数,辐射剂量比较低,通常一次扫描 CT 所带来的辐射剂量为 4~6 毫希。PET 机器本身没有辐射,其辐射主要来自使用的放射性药物,药物所致的辐射剂量取决于注射到受检者体内的放射性药物的剂量。以目前 PET 检查最常用的 ^{18}F - FDG 为例,注射量通常为 0.1 毫居里/千克体重左右,对于 20~100 千克的受检者,注射放射性药物的活度为 7 毫居里,对其所致的有效剂量为 1.4~7 毫希。其所产生的辐射量是非常小的,完全在人体的承受范围之内。且 ^{18}F - FDG 在进入人体之后会迅速经过尿液排出,有效半衰期在 90 分钟左右,最慢不超过物理半衰期 110 分钟。因此,通过大量饮水和排尿,可以帮助身体加速排出显像剂,从而达到降低辐射剂量的目的。一般我们认为 10 个半衰期(15~20 小时)之后,由这类辐射所带来的影响就可以忽略不计了。所以,对于医学放射性检查,我们不提倡没有必要的以及过度的检查,但在病情需要的前提下,进行 PET/CT 检查是安全的。

PET/CT 检查后患者对于周围人群的辐射剂量又如何呢?研究者对从事 PET/CT 检查护理工作的人员所受辐射剂量进行了研究,研究发现:每做一个 PET/CT 检查,医护人员所受的平均辐射剂量为 6.07 微希,这个辐射量对成年人是没有危害的。2 小时后由于患者体内放射性核素大多已衰变和排泄,对周围相距 1 米以内人群的辐射剂量已下降到 0.01 毫希/小时以下。随时间推移患者体内的放射性药物进一步衰变减少,所产生的辐射剂量更低。尽管当患者检查结束之后体内的放射性水平已在相当低的水平,一般不会对与之密切接触的周围人员造成影响,但我们仍建议受检者在检查当日尽量避免与婴幼儿及孕妇的密切接触。设备生产商也都把降低辐射剂量作为重要指标,随着医学影像设备越来越先进,接受影像检查的收益是远大于辐射风险的。检查时,专业医生及放射技师也会根据受检者的年龄、体型、疾病特点、临床需要等指标设置合理的曝光剂量,尽可能多地减少辐射剂量。总之,PET/CT 显像放射性药物的用量都被严格控制在绝对安全的范围之内,不会对受检者及周围人员造成辐射损害。因此,我们要正确认识辐射,不要谈"辐"色变,让 PET/CT 在疾病的诊断和治疗中发挥更大的作用,造福更多有需求的患者。

PET/CT 报告的解读

虽然绝大多数受检者都是非医学专业的,但是还是有很多患者希望能读懂 PET/CT 报告,从而进一步了解自己的病情。PET/CT 成像清晰,并且还有立体图像。病变部位可聚集大量显像剂,而周围正常组织则摄取较低,因此在图像上会显示比较明显的差异。在医生的指导下,民众也能大致看懂。下面就简单介绍一下如何看懂 PET/CT 报告。

一般受检者可以根据诊断报告中的检查结果或诊断意见来了解自己的病情。受检者主要需要看报告中各部位标准摄取值最大值(SUV_{max})的大小,根据 SUV_{max} 值的大小来判断肿瘤的良恶性及恶性程度。SUV_{max} 代表的是组织对显像剂的摄取情况,细胞代谢越旺盛,对显像剂的摄取越多,SUV_{max} 值也就越高。通常来说,肿瘤细胞代谢要比炎症细胞活跃,而炎症细胞代谢又比正常细胞活跃。SUV_{max} 大于 2.5 时代表相应组织部位对显像剂的摄取较高,细胞代谢活跃,要考虑肿瘤的可能性。此时,需要专业的 PET/CT 医生根据病变部位的形态再结合代谢能力进行分析,在排除炎症以及极少数能导致摄取能力增高的其他疾病后,才能确定是否为肿瘤。

PET/CT 已被广泛证实在恶性肿瘤中具有极高的临床价值,但是 PET/CT 并不能查出所有肿瘤。大部分肿瘤的葡萄糖代谢是增高的,但仍有少部分肿瘤为葡萄糖低代谢,从而导致 PET/CT 显像假阴性,如肝细胞肝癌、肾透明细胞癌、消化道印戒细胞癌和一些低度恶性的肿瘤等。而对于一些感染性病变,如结核、真菌等,因为炎症区域内激活的炎性细胞对[18]F - FDG 的摄取明显增高,会导致 PET/CT 显像假阳性,将炎性改变误诊为肿瘤。此外,由于正常脑组织的葡萄糖代谢很高,所以 PET/CT 在神经系统病变方面具有一定的局限性。肿瘤确诊是一个复杂的过程,每项检查都有其优势,如消化内镜检查可直观地观察食道、胃、肠等空腔脏器的情况,MRI 对神经系统和软组织病变敏感度高,超声检查可以看到甲状腺结节的血流、包膜侵犯和微小钙化等情况,从而对甲状腺结节进行准确分类。因此,有些患者在做完 PET/CT 检查后,医生还会要求患者再去进行超声、CT、MRI 或消化内镜检查,这并非是 PET/CT 检查有误,而是为了更好地对肿瘤的良恶性进行鉴别。目前没有任何一项影像学检查对肿瘤良恶性鉴别的准确率可以达到100%。确诊肿瘤的性质,病理检查仍然是"金标准"。

核医学新星：PET/MRI

众所周知,MRI 在神经系统和软组织方面的分辨率要远远优于 CT。随着 PET/CT 在各种肿瘤的诊断、分期、疗效评估和预后方面大放异彩,为了进一步优化图像质量,有人提出是否可以把 PET 与 MRI 的图像进行融合,从而提高 PET 在神经系统和软组织病变方面的临床价值。经过多年不断地尝试,于 2010年西门子首次实现了 PET 与 MRI 的同机融合,并可进行 PET与 MRI 的同步和同心扫描。之后,PET/MRI 不断地被优化,现在已开始用于肿瘤、神经系统及心血管系统三大领域,并被证实具有极高的临床和科研价值。直至今天,PET/MRI 仍是世界上最先进、最前沿的多模式、多参数成像设备,不论是对微小病变的检出还是健康人群早期肿瘤的筛查方面,都具有准确度高、无 X 射线辐射、检查时间短等优势。目前 PET/MRI 在国内尚处于临床探索阶段,装机量远远不如 PET/CT,但是其应用前景广阔,是当之无愧的核医学新星。今天我们就来简单了解一下 PET/MRI。

什么是 PET/MRI？

PET/MRI 是 PET 和 MRI 一体化组合成的大型功能代谢与分子影像诊断设备，同时具有 PET 和 MRI 的检查功能，达到了最大意义上的优势互补。一体化同步扫描 PET/MRI 已经开始在肿瘤、神经精神疾病及心血管疾病领域大展拳脚，尤其在颅脑疾病、肺癌、腹部肿瘤、淋巴瘤、乳腺癌、心脏疾病等方面具有其独特的优势。

作为高端医学影像诊断设备领域的代表，PET/MRI 与 PET/CT 一样，一次检查可以获得全身或局部的功能及结构信息，实现疾病早发现、早诊断和早治疗，还可评估治疗效果和监测复发转移。那么 PET/MRI 与 PET/CT 有哪些区别呢？

（1）成像模式。PET/CT 是先进行 CT 显像，再进行 PET 显像，之后将 CT 图像和 PET 图像进行融合；而 PET/MRI 则是 PET 与 MRI 同步成像。

（2）辐射量。CT 有一定剂量的辐射，不适合短时间内反复检查。而 MRI 对人体无任何放射损伤。因此，PET/MRI 产生的电离辐射要远低于 PET/CT，大约减少 70%，这一点对儿童患者尤为重要。因为儿童患者从最初诊断到治疗过程中需要进行多次的随诊复查，且儿童对辐射更为敏感，因此，对儿童患者而言，PET/MRI 在安全性方面要明显优于 PET/CT。

（3）成像机制不同。CT 与 MRI 的成像机制不同，CT 对密度高的组织（如骨骼、结石）以及密度低的组织（含气组织如肺、肠）的显像要优于 MRI，而 MRI 对软组织（如大脑、脊髓、脏器、腺体、血管、肌肉、筋膜等）的显像要远远优于 CT。此外，MRI 有不同的扫描序列，如 T1 加权像、T2 加权像、质子密度像等，还有水成像、水抑制成像、脂肪抑制成像、弥散成像、波谱成像、功能成像等，因此，MRI 既可提供解剖学信息，还可提供血流灌注、局部生化以及氧消耗等信息，可为 PET 代谢显像提供更多的补充信息。

（4）分辨率。MRI 的分辨率要高于 CT，最小分辨率可达 2 毫米，基本不会遗漏微小病灶，更适合小肿瘤病灶的筛查。

（5）扫描速度。相对而言，CT 的扫描速度要远快于 MRI，所以对于一些时刻在运动的器官如肺、心脏等，MRI 检查容易因为伪影而显示不清，对于这些器官 CT 显像要优于 MRI。此外，由于 MRI 采集时间较长，且采集的时候噪声比较大，对于不能长时间平躺或对噪声容忍程度较低的患者，建议选择 PET/CT 检查。

PET/MRI 适合哪些人群？

PET/MRI 检查灵敏度高、准确性好，在恶性肿瘤、神经系统、心血管系统三大领域做到了真正意义上的强强联合、优势互补，有着其他检查无可比拟的优势。那么，PET/MRI 检查适合哪些人群做呢？

（1）肿瘤疾病。PET/MRI 多模态成像技术将 MRI 的软组织对比、功能序列与 PET 的分子信息相结合并进行同步采集，从功能、分子水平及形态等多方面提供肿瘤的生物学及微环境信息。因此，PET/MRI 在肿瘤的鉴别诊断、分期、疗效评估和复发检测方面的准确度获得了极大提高。同时由于融合图像能够确定病灶的精确位置以及与周围组织的解剖关系，在确定肿瘤放射治疗生物靶区和制订外科手术切除范围等方面也具有极高的临床价值。PET/MRI 检查在对盆腔、头颈部以及乳房和肝脏病变的定性方面要明显优于 PET/CT。以往出现上述部位病变时，有时患者在接受 PET/CT 检查后还需要再进行 MRI 检查以获得更多的组织学特征。现在 PET/MRI 改变了这种重复检查，节省了患者的检查时间，从而可以让患者尽快接受治疗。

（2）神经系统疾病。PET/MRI 可用于脑血管疾病以及癫痫灶的定位诊断，对于神经退行性病变（如阿尔茨海默病、帕金森病等）、精神疾病、代谢性脑病及脑损伤疾病等的诊断也具有很高的临床价值。

（3）心血管疾病。PET 是目前公认的非侵入性评估存活心肌的"金标准"，而 MRI 可提供高分辨率的解剖图像用于评价心室结构和功能、检测心肌梗死，因此心脏 PET/MRI 检查较 PET/CT 具有明显优势，目前主要用于冠心病及心肌梗死诊断、心肌活力评估以及冠心病介入治疗疗效监测。此外，PET/MRI 成像还可用于动脉粥样硬化斑块的检测以及血管生成或干细胞疗法的疗效评价。

（4）儿童肿瘤。儿童肿瘤中淋巴瘤、骨骼肿瘤、神经系统肿瘤和软组织肿瘤均为发病率较高的病种。与 PET/CT 相比，PET/MRI 具有更低的辐射剂量，所以，PET/MRI 在儿童及青少年患者中具有更高的应用价值。

（5）高端健康体检。一体化 PET/MRI 通过 PET 和 MRI 同时同步成像，实现了功能代谢和解剖结构的精准对位，且 PET/MRI 大幅度减低了放射对人体的损伤，因此，PET/MRI 一经面世，就被认为是高端健康体检的"珠穆朗玛峰"。那么哪些人群适合进行 PET/MRI 体检呢？①健康体检：社会精英、高层公务员、企业高管、演艺明星等身体长期处于透支状态,有些疾病已处于潜伏期,等出现症状再做检查则为时已晚。PET/MRI检查可帮助这些人群排除重大隐疾,保持健康。②长期疾病史者:如罹患乙肝、慢性萎缩性胃炎等容易转化为恶性肿瘤者,这类人群进行PET/MRI检查可早期发现病情进展,做到早发现、早治疗。③有肿瘤家族史者:经科学研究,肿瘤具有一定的遗传性,尤其是食道癌、肺癌、乳腺癌、胃癌、肠癌等常见恶性肿瘤,建议这类人群保持健康的生活方式并定期进行PET/MRI检查筛查肿瘤。

PET/MRI检查流程

任何影像学检查都有其标准的检查流程,只有严格按照检查流程操作,才能获得最佳成像效果,从而做出最精准的诊断。与PET/CT相似,PET/MRI检查需要提前进行预约。预约成功后,PET/MRI的检查流程如下。

(1)检查前准备:①检查前一天不要激烈运动,晚餐为清淡食物,不要过饱。晚餐后禁食,包括含糖饮料、高糖分水果,检查当天不用早餐,不做强烈活动。②候诊登记后,测量血糖。之后医师询问记录病史、身体精神状态、有无怀孕、月经期、哺乳、体内植入金属物和其他特殊情况。③注射前,在候诊室平静、舒适地休息至少20分钟使身体完全放松,不要走动、不阅读、不咀嚼、不做吞咽动作、不交谈。④在患侧对侧建立静脉三通管道,成人注射8～10毫居里^{18}F-FDG,注意防止显像剂外漏。⑤注射后在安静、避光的房间内采用卧位或半卧位休息,不要走动、不阅读、不咀嚼、不做吞咽动作、不交谈,保持全身放松状态。注射后45～60分钟开始图像采集,显像前必须排尿,并且不要让尿液污染皮肤或衣裤。显像前取下各种金属佩戴物。

（2）检查过程：仰卧位，头平放，双膝下面置软垫，使双腿保持微屈，全身处于放松，双手保持放松的上举状态。显像全过程要求全身放松，保持身体不动特别重要。检查全过程听从医师和护士安排。

PET/MRI 检查注意事项

尽管 PET/MRI 有多重优势，但并非所有人都可以进行此项检查，进行 PET/MRI 检查需注意以下问题。

（1）PET/MRI 检查室是一个高频高强度电磁场场所，金属物品会对图像质量产生严重影响，也可能对人体产生危害。因此严禁将下列物品带入检查室：身上携带的所有金属物品，如手机、硬币、钥匙、磁卡、手表、饰品、皮带等，女性患者应除去胸衣及头饰。

（2）装有心脏起搏器及人工金属瓣膜者，以及血管手术后留有金属夹、金属支架者，或其他的冠状动脉、食管、前列腺、胆道进行金属支架手术者，体内有金属钢板（钛合金除外）者，严禁做此项检查。

（3）高热患者、重度幽闭恐惧症患者、癫痫发作期患者、呼吸困难不能平卧者、精神异常不能配合者，严禁做此项检查。

（4）装有电、磁及机械有源植入物的患者，依靠电、磁或机械体外有源生命系统的患者，体内存有动脉瘤夹或眼球内存有金属异物的患者，需提前告知医生。

（5）检查前需确认体内无除颤器、助听器、胰岛素泵、药物剂量控制装置、金属植入物（人工关节、血管夹支架、吻合钉等）、金属碎片、假牙、义肢、金属夹、金属物体，如贴有膏药贴，请取下。

(6)准备受孕、孕妇以及哺乳期女性须在医生指导下进行此项检查,早期妊娠者不宜进行此项检查。

PET/MRI 作为医学影像诊断设备领域最尖端技术的代表,其多模态、多参数的显像方式可以说真正实现了看得更早、更清、更准的精准医疗要求。成熟可靠的成像技术和优异稳定的系统性能使得 PET/MRI 在全球的装机量快速增加,同时随着新型 PET 显像剂的临床转化及其数据不断积累,一体化 PET/MRI 在不同疾病诊疗上独特而巨大的价值正在不断地显现,相信未来会有更多的患者可以从 PET/MRI 检查中获益。

各显神通的新型 PET 显像剂

随着 PET/CT 临床应用的增加,常规的 ^{18}F - FDG PET/CT 显像在肿瘤、心血管和中枢神经系统等疾病的诊断价值已得到了临床的广泛认可。如前所述,^{18}F - FDG 通过反映组织的葡萄糖代谢状况间接表达肿瘤的分布情况。但一些重要器官如大脑、口腔和胃肠道等对 ^{18}F - FDG 的非特异性和生理性摄取会降低诊断的准确性。为了弥补 ^{18}F - FDG 的不足,各种新型正电子核素标记的特异性 PET 显像剂在持续研发中。今天我们就给大家简单介绍一下在临床大放异彩的特异性 PET/CT 显像:前列腺特异性膜抗原(prostate specific membrane antigen, PSMA)PET/CT 和奥曲肽(octreotide, OCT)PET/CT。

前列腺癌特异性抗原 PET/CT 显像——PSMA PET/CT

前列腺癌是男性泌尿生殖系统最常见的恶性肿瘤之一,发病率随年龄增长而逐年增高。近年来,随着我国男性寿命延长以及肿瘤筛查水平不断提高,前列腺癌在我国的发病率呈明显上升趋势,现已居男性泌尿生殖系统恶性肿瘤第三位,严重威胁我国老年男性的健康。前列腺癌起病隐匿,早期无明显特异性症状,多数患者因尿道症状(尿频、尿急、排尿困难等)就诊,晚期患者多伴有骨骼疼痛,生活质量显著下降。前列腺癌的治疗方法取决于临床分期,分期不同,治疗方法也不同。但常用影像学检查如 CT、MRI 以及 ^{18}F - FDG PET/CT 在前列腺癌病变较小或病变不典型时,较难做出准确的诊断,容易延误前列腺癌患者的治疗。

老李是一名前列腺癌患者,半年前确诊并做了前列腺癌根治术,现在术后半年复查前列腺特异性抗原(prostate specific antigen, PSA)是 0.599 纳克/毫升,泌尿外科医生诊断为生化复发。但前列腺 MRI 检查没有发现任何异常病灶。老李很是忧愁,医生建议老李去做 PSMA PET/CT 显像筛查隐匿病灶。那么什么是 PSMA PET/CT? 哪些患者适合做 PSMA PET/CT 检查呢? 让我们一起来看一下。

什么是 PSMA PET/CT?

PSMA 与前列腺癌患者定期复查的指标 PSA 只有一字之差,但两者并非同一种物质。PSMA 是一种 II 型跨膜转运糖蛋白,在超过 90% 的前列腺癌细胞上高表达,比正常前列腺细胞高 100～1 000 倍,是前列腺癌分子成像的理想靶点。目前使用最广泛的 PSMA PET 显像剂是正电子核素^{68}Ga 或^{18}F 标记的 PSMA,其可大大提高前列腺癌诊断的准确性,并可使医生更准确地识别前列腺癌转移或复发灶。此外,与^{18}F-FDG PET/CT 不同,PSMA PET/CT 显像检查无空腹及血糖要求,检查流程更为简便,目前对于临床来说有不可替代的明显优势。

哪些患者适合进行 PSMA PET/CT 显像?

近年来,PSMA PET/CT 在前列腺的诊断和分期方面的临床价值已得到广泛认可。目前,PSMA PET/CT 主要适用于如下几方面。

(1)早期诊断:血清 PSA 水平升高,常规影像学检查阴性或前列腺穿刺阴性,但不能完全排除前列腺癌的患者;前列腺穿刺有禁忌证或不愿意行前列腺穿刺的疑似患者。

(2)分期:穿刺活检确诊前列腺癌的患者,用于评估是否有临近组织侵犯与远处转移。

(3)疗效评估:通过治疗前后病灶 PSMA 表达水平的变化,早期评价内分泌治疗、化疗及放疗后的治疗效果,协助制订下一步治疗方案。

(4)生化复发定位诊断:前列腺癌根治术后连续 PSA 大于 0.2 纳克/毫升或根治性放疗后 PSA 大于 2 纳克/毫升的患者,用于生化复发病灶的定位诊断。

老李听从医生的建议做了 PSMA PET/CT 显像,报告提示前列腺癌术后,术区未见放射性摄取增高,左闭孔淋巴结 PSMA 表达增高,转移可能大。PSMA PET/CT 帮临床医生成功找到了老李生化复发的罪魁祸首,协助临床医生早期制订合理治疗方案,及时对复发病灶进行了治疗。

值得注意的是，PSMA 不仅表达在前列腺癌，在其他肿瘤（如脑肿瘤、甲状腺癌、肺癌、食管癌、结肠癌、肾癌等）也有 PSMA 表达。除此以外，一些非前列腺组织和良性病变（如腹腔神经节、结节病、支气管炎、肺纤维钙化灶等）也可能摄取 PSMA，自主神经的神经节细胞等还可出现生理性摄取。因此，PSMA PET/CT 图像解读需要紧密结合临床，方可对前列腺癌做出准确诊断。

^{177}Lu‐PSMA 治疗前列腺癌

除了在前列腺癌的影像学诊断方面大放异彩以外，放射性核素标记的 PSMA 在前列腺癌的治疗方面也具有独特的优势。前列腺癌的传统治疗手段主要包括手术治疗、内分泌治疗、免疫治疗及放、化疗等。然而，晚期前列腺癌发生广泛转移者预后仍然不佳，随着病情进展，传统治疗方案的疗效会逐渐减低甚至无效，这往往导致患者生活质量下降甚至死亡。放射性核素 ^{177}Lu 标记的 PSMA（^{177}Lu‐PSMA）利用特异性载体 PSMA 携带 ^{177}Lu 聚集在肿瘤病灶，局部释放射线对肿瘤细胞进行杀伤，发挥有效的治疗作用。^{177}Lu 的半衰期为 6.7 天，其发射的 β 射线可通过电离辐射作用对细胞造成损伤。^{177}Lu 与 PSMA 结合后就像子弹长了眼睛，可对前列腺癌细胞进行长期且精准的打击，持续消灭前列腺癌细胞。而且 ^{177}Lu 发射的 $β^-$ 射线穿透能力弱，能量较低，对肿瘤周围组织和骨髓的损害很小，因此不良反应较少。

与传统治疗方法相比，^{177}Lu‐PSMA 治疗前列腺癌具有以下优势。

（1）安全性高。^{177}Lu‐PSMA 治疗严重不良反应的发生率很低。常见的不良反应主要有口干、恶心、呕吐、食欲不振、疲劳和轻度骨髓抑制，一般反应轻微，持续时间短，患者可耐受。此外，^{177}Lu－PSMA治疗对患者的基础疾病无明显影响，无须停用任何药物。

（2）简单方便。^{177}Lu－PSMA治疗可通过门诊或住院治疗，治疗时间短，仅须间隔1～3月进行静脉注射，无明显痛苦，患者的依从性高。

（3）可用于耐药的前列腺癌患者。前列腺癌的内分泌治疗药物如阿比特龙、恩杂鲁胺等，价格昂贵，且易出现耐药，对延长患者的生存期效果有限。前列腺癌患者对于以上药物出现耐药后仍然可以进行^{177}Lu－PSMA治疗。

（4）可以辅助其他治疗手段。前列腺癌的传统治疗方法均可联合^{177}Lu－PSMA治疗，可加快患者症状的缓解，增强疗效，且不会增加不良反应的发生率。

（5）可重复治疗。第一个^{177}Lu－PSMA治疗周期出现PSA下降的前列腺癌患者，三个治疗周期后约90％患者PSA仍有下降趋势。而第一个治疗周期PSA没有下降者，三个周期后也有约一半患者会出现PSA下降。因此只要治疗有效就可以重复治疗下去。

^{177}Lu－PSMA治疗前列腺癌需要注意以下几个方面。

（1）在进行^{177}Lu－PSMA治疗前需要完善PSMA PET/CT检查，完成前列腺癌的精准分期，并评估前列腺癌细胞的PSMA表达水平。

（2）完善血常规、肝肾功能等检查，评估患者的一般情况。

（3）^{177}Lu－PSMA治疗期间，每月应复查血常规、肝肾功能及 PSA。PSA 下降大于 50%可认为治疗有效。

（4）每次治疗周期之前要进行 PSMA PET/CT 显像,用于疗效评估和制订治疗剂量。

（5）每次^{177}Lu - PSMA 治疗后患者须多喝水、多排尿以减少对肾脏、膀胱等的损伤,多吃酸性食物（如话梅）促进唾液分泌,减轻对唾液腺的损伤。

综上所述,PSMA 作为前列腺癌的特异性蛋白,经放射性核素标记后在前列腺癌分子成像和治疗方面具有不可替代的优势,为前列腺癌患者的精准诊断和治疗提供了新手段,提高了前列腺癌患者的生存率和生活质量。

神经内分泌肿瘤特异性显像——OCT PET/CT 显像

神经内分泌肿瘤（neuroendocrine neoplasm,NEN）是一类源于神经内分泌系统的异质性肿瘤,占所有恶性肿瘤的1%～2%,发病率呈逐年上升趋势。NEN 根据病理可以分为G1—G3 级的神经内分泌肿瘤（neuroendocrine tumor,NET）和神经内分泌癌（neuroendocrine cancer,NEC）。NEN 好发于胃肠道和胰腺（胰高血糖素瘤、胰岛素瘤、胃泌素瘤等）,还有少数起源于其他部位,如肾上腺嗜铬细胞瘤、甲状腺髓样癌、支气管类癌、小细胞肺癌、神经母细胞瘤等。NEN 根据有无激素分泌分为功能性和无功能性。大多数 NEN 为无功能性,因此临床确诊时多处于晚期。功能性 NET 可以产生明显的内分泌代谢的临床症状,但其体积常较小,且异质性强,传统的影像学手段如 CT、MRI、超声等在 NEN 的诊断和鉴别诊断方面有一定的局限性。相比之下,功能分子影像具有更高的诊断特异性和灵敏性,是发现并诊断 NEN 的最佳手段。生长抑素受体在约 80% 的 NEN 高表达,因此成为 NEN 分子成像的重要靶点。我们将要介绍的 OCT PET/CT 显像就是以生长抑素受体为靶点的特异性显像。

什么是 OCT PET/CT 显像?

奥曲肽(octreotide,OCT)是一种人工合成的生长抑素类似物,可以与体内的生长抑素受体特异性结合。用不同的正电子核素(^{68}Ga、^{18}F 等)标记奥曲肽,经静脉注入体内,利用 PET/CT 仪器获得图像,可以特异性地显示生长抑素高表达的 NEN。

哪些人适合进行 OCT PET/CT 显像?

目前,OCT PET/CT 显像已成为临床诊断和治疗 NEN 的重要手段,主要用于以下方面。

(1)早期诊断和分期:定位 NEN 的原发病灶及转移灶,明确分期。

(2)再分期:对已经明确诊断并接受治疗的 NEN 患者进行随访,以评估其是否有残留病灶或复发,并再次对 NEN 进行分期。

(3)协助制订治疗方案:对未出现远处转移的 NEN 患者,根治性手术是主要治疗手段;若就诊时已发生远处转移、无法手术,则可选择化学治疗、靶向治疗、生物治疗、介入治疗及放射治疗等;OCT PET/CT 显像阳性的 NEN 患者可能对靶向生长抑素类似物治疗有反应。

(4)疗效评估:评估 NEN 患者在接受手术、放射治疗、化学治疗或相关放射性核素治疗后的治疗效果。

除了可精确诊断 NEN,OCT PET/CT 显像对嗜铬细胞瘤、副神经节瘤、神经母细胞瘤等也有一定的诊断价值，目前已得到了临床的广泛认可。

OCT PET/CT 显像与常规 ^{18}F - FDG PET/CT 显像略有不同，显像前无须空腹，可正常饮食。但注射善龙后 28 天内不能做 OCT PET/CT 显像，因为人工生长抑素发挥药效期间会干扰 OCT PET/CT 显像结果。值得注意的是，虽然 OCT PET/CT 显像有很高的特异性，但并不是所有的 NEN 都表现为阳性。对分化程度低、病理级别高（G3）、增殖速度快的 NEN，其生长抑素受体表达水平下降，则 OCT PET/CT 显像可能为阴性，而此时由于其糖代谢明显增加，常规的 ^{18}F - FDG PET/CT 显像则会呈现阳性；反之，对分化程度高、病理级别低（G1/G2）、增殖速度慢的 NEN，由于其糖代谢较低，常规的 ^{18}F - FDG PET/CT 显像可能为阴性，而 OCT PET/CT 显像则会呈现阳性。因此，在寻找 NEN 原发病灶时，双核素 PET/CT 显像的作用尤为重要。3～4 级 NEN 在 ^{18}F - FDG PET/CT 显像中表现为高摄取，1～2 级 NEN 在 OCT PET/CT 显像中表现为高摄取。双核素 PET/CT 显像可以显示所有级别的 NEE 病灶，不会出现漏网之鱼。

放射性核素标记 OCT 治疗 NEN

NEN 的常规治疗手段包括内镜手术和外科手术治疗、放射介入治疗、化疗、生物治疗、分子靶向治疗等，选择何种治疗手段，取决于肿瘤的分级、分期、发生部位以及是否具有分泌激素的功能。除了以上治疗手段以外，放射性核素标记的 OCT 也在 NEN 的治疗中发挥着越来越重要的作用。肽受体放射性核素疗法（peptide receptor radionuclide therapy，PRRT）是一种基于生长抑素受体的治疗方法,是利用生长抑素类似物与生长抑素受体的特异性结合,将标记的放射性同位素导向生长抑素受体高表达的肿瘤,然后生长抑素类似物和放射性同位素被转运到肿瘤细胞内,在肿瘤病灶发挥生物治疗和肿瘤内照射的双重作用,从而达到杀伤肿瘤的效果。

PRRT 治疗是一种全身性的治疗,放射性核素标记的 OCT 通过静脉注射进入体内,并被全身的生长抑素受体阳性的 NEN 肿瘤病灶摄取,通过发射射线破坏并杀灭肿瘤组织。理论上生长抑素受体显像阳性表达越高,对放射性核素标记的 OCT 摄取越多,治疗效果越好。使用放射性核素标记的 OCT 进行 PRRT 治疗的患者主要是胃肠胰 NEN 和支气管肺类癌中表达生长抑素受体的 NEN 患者,也包括嗜铬细胞瘤、副神经节瘤、神经母细胞瘤或甲状腺髓样癌的患者。PRRT 治疗前需进行 ^{18}F - FDG PET/CT 和 OCT PET/CT 显像,以筛选潜在有效患者。一般情况下,^{18}F - FDG PET/CT 阳性而 OCT PET/CT 阴性的患者做 PRRT 治疗效果不佳,更适合使用化疗疗法;OCT PET/CT 阳性而 ^{18}F - FDG PET/CT 阴性者,仅靠善龙即可在很长一段时间内控制病情;OCT PET/CT 和 ^{18}F - FDG PET/CT 均为阳性且影像上显示两种性质的肿瘤重叠,则更适合使用 PRRT 治疗。

接受 PRRT 治疗的患者必须满足以下条件。

(1) NEN 已通过组织病理学(免疫组织化学)证实。

(2) 通过 OCT PET/CT 全身成像或免疫组化确定了生长抑素受体高表达。

(3) KPS 评分大于 60 或 ECOG 性能状态低于 2。

（4）肿瘤分化良好，一般是 1～2 级。

（5）Ki - 67 不大于 20％。

PRRT 治疗安全、简便、有效，具体的治疗流程如下。

（1）PRRT 治疗前一个月停止注射善龙、兰瑞肽等药物，24小时内禁止注射短效奥曲肽；PRRT 治疗 24 小时后可以恢复注射善龙等生长抑素类似物；其他每日服用的药物需与医生协商决定。治疗当天早餐饮食清淡即可。

（2）左右手臂均有留置针为静脉注射做准备，其中一只手给予氨基酸溶液，另一只手给予核素针。

（3）服用防止恶心和过敏的药片。

（4）30 分钟后，一只手臂开始注射氨基酸溶液，大约需要 4小时；开始注射氨基酸溶液的 30 分钟后，另一只手开始注射核素，大约需要 20 分钟；待氨基酸溶液注射结束后，PRRT 治疗全部结束。

（5）在 PRRT 治疗当天及随后几天内都需要进行几次后续的跟踪扫描，来检查核素药水是否在体内运转正常。

（6）患者当天治疗结束即可回家，但要注意与孕妇和婴幼儿保持距离。

一旦接受 PRRT 治疗，肿瘤细胞死亡的进程会持续很长一段时间，在超过两年的时间里，PRRT 治疗的效果会持续造成肿瘤细胞的衰退和死亡。PRRT 治疗严重的不良反应发生率较低，常见不良反应包括以下几个方面。

（1）短期不良反应：疲劳、电解质紊乱、恶心、呕吐、胃胀、食欲不振、脱发、激素紊乱、短暂血小板和血红蛋白下降。一般反应较轻微，持续时间短，患者可耐受。

（2）长期不良反应：严重的肾功能衰竭（发生率小于 1%）；严重的骨髓抑制/白血病（发生率小于 2%）。

患者在计划做 PRRT 治疗前，都会接受严格的筛选，确保其可以承受 PRRT 治疗的不良反应。PRRT 治疗目前不可用于以下患者：

（1）绝对禁忌证：怀孕、严重的急性伴随疾病和严重的难以控制的精神病。

（2）相对禁忌证：哺乳期、肝肾功能严重受损和严重骨髓抑制者。

完成 PRRT 治疗后，还需注意以下几个方面。

（1）每 2~4 周至少进行一次血常规检查。每次治疗周期前应完善肝肾功能检测。血液学指标低于第一个 PRRT 治疗周期指示值的患者应减小剂量和/或延长下一个 PRRT 治疗周期的间隔。血液学指标严重异常者应中断 PRRT 治疗。

（2）PRRT 治疗的第一年，应每 8~12 周复查血常规及肝肾功能。之后每半年复查一次。PRRT 治疗反应评估应包括以下几个方面：临床、生化、形态学和 PET/CT 功能状态以及患者的健康状况。以上检查每 3~6 个月进行一次，长期随访者可延长到每年一次。OCT PET/CT 显像可有效评估疾病进展，并能预测病灶的治疗反应，在随访过程中应特别关注患者的 OCT PET/CT 图像表现。

（3）PRRT 治疗后 2 天内，患者应多喝水、多排尿，排尿后应洗手，并多次冲洗马桶，避免尿液污染。

（4）PRRT 治疗后 1 周内，患者应避免弄脏内衣或马桶周围区域。受污染的衣服应单独清洗。尿失禁患者应在 PRRT

治疗之前插入导管,此后 2 天应保留导管以备不时之需,尿液应经常排空。PRRT 治疗后插有导管的患者,陪护者及与患者有任何紧密接触的照顾工作人员应穿戴手套和防护服。

(5)育龄期妇女在接受 PRRT 治疗后应避孕半年以上。

PRRT 治疗虽然是 NEN 特有的治疗手段,但也不能保证一定会消灭所有的 NEN 病灶。临床应根据 NEN 患者的分级、分期及生长抑素表达水平,选择最合理的治疗方法,提高 NEN 患者的生存率和生活质量。

天然靶向武器：核素治疗

放射性核素除了可以用于疾病的诊断以外,还可用于疾病的治疗。经过半个世纪的研究探索,核素治疗已成为临床重要的治疗手段,是近年来最活跃和发展最快的领域之一,也是核医学重要的组成成分。核素治疗具有疗效好、无创伤、不损伤正常组织或损伤轻微等优点,可用于多种疾病的治疗,尤其是对不能手术切除或不能完全切除,以及广泛转移的肿瘤患者,核素治疗可显著改善患者的生存期和生存质量。下面就让我们一起来看看放射性核素在疾病治疗领域的威力。

什么是核素治疗?

核素是放射性同位素的简称,是指可以产生 α、β 或 γ 放射线的金属或非金属元素。核素治疗是指核素标记的药物在病变部位浓聚,利用核素发射出的 α、β 或 γ 放射线,来消灭那些病变的细胞,从而达到治疗的目的。核素治疗既能有效杀伤病变组织,又能减少对正常组织细胞的影响,现在已受到临床高度认可。那么核素治疗具体有哪些优势呢？

（1）靶向性：病变组织能高度特异性浓聚放射性药物，疗效好，不良反应小。

（2）持续性低剂量照射：浓聚于病灶的放射性核素在衰变过程中发出射线对病变细胞进行持续的低剂量照射，使病变组织难以进行修复。

（3）高吸收剂量：内照射的治疗效果取决于病灶摄取放射性核素的多少和放射性药物在病灶内的有效半衰期，核素的特殊性能可让病灶获得高吸收剂量。

同样是利用射线治疗疾病，核素治疗与常说的放疗又有什么区别呢？首先，放疗是从体外对病变组织进行定位，依赖各种放射源对肿瘤进行外照射达到治疗目的。显而易见，射线要穿过一些正常组织，会对它们造成一些伤害。其次，常规放疗主要在体外局部照射某一病变区，即照射一次只能治疗一个病变区域，若体内有多个病变区域则不能同时治疗，需要分次进行。而核素治疗是将核素及其标记的化合物注入人体，可自动进入病变区域照射，即便体内有多个病变区域，也只要一次注射，体内所有病变区域都可同时被照射而获得治疗。所以，核素治疗对于肿瘤合并多发微小转移灶情况更具优势。

目前核素治疗主要分为以下三种策略：①靶向治疗，如放射免疫治疗、受体介导的放射性核素治疗等；②介入治疗，如放射性胶体腔内治疗、放射性粒子植入治疗等；③敷贴治疗，如放射性敷贴器病变皮肤表面、局部治疗等。介入治疗（放入病灶）和敷贴治疗（紧贴病变表面）都比较好理解，靶向治疗是怎么回事呢？如何保证核素只在肿瘤病变部位浓聚，而不进入正常细胞

明明白白做医学检查

或组织中呢？核素发出的射线在杀死肿瘤细胞的同时，是不是也会杀死正常细胞呢？首先，核素的靶向治疗是通过肿瘤的靶向分子将核素带入肿瘤细胞，进而释放射线杀伤肿瘤。所以核素不会在正常细胞和组织中富集，因此也不会或很少对正常细胞产生作用。耦联靶向分子之后的核素就像有了 GPS 定位的导弹可以准确锁定目标并攻击目标，这就是靶向药物的威力。其次，细胞在分裂期时对射线的敏感性最高，而在 DNA 合成期敏感性最低。异常增殖的肿瘤细胞多处于分裂期，所以核素对其杀伤力强。而正常细胞多处于稳定期，核素对其损伤较弱。

值得注意的是，并非所有的核素都可用于核素治疗。如果核素的辐射能量太高，辐射距离太长，会不分敌我，在杀死肿瘤细胞的同时伤及正常细胞，这样会杀敌一千，自损八百，得不偿失；而核素的半衰期太短，核素的运输会是个大问题，如果核素在还没注射到患者体内之前或到达肿瘤细胞之前就已衰变结束，那么就不再有射线发出，也就对肿瘤起不到治疗效果了；与之相反，如果核素的半衰期太长，在人身体内停留时间过久，难以清除，则毒副作用太大，同样不适合用于疾病治疗。因此，目前临床上用于治疗的核素具有以下特点。

（1）具有合适的射线类型和能量。用于治疗的放射性药物中的放射性核素应发射 β 或 α 射线，不发射或少发射 γ 射线，以提高治疗效果。β 射线的能量应在 1 兆电子伏以下，α 射线能量应在 6 兆电子伏以下。

（2）具有合适的物理半衰期。治疗用的放射性药物半衰期不宜太短，一般在 1～10 天，以保证疗效。

（3）毒性小。进入体内的放射性核素及其衰变产物的毒性效应要小。若有毒性,应用时要严格控制在无毒性反应的范围内。且放射性核素的衰变产物最好是稳定性核素。

放射性核素治疗可用于哪些疾病?

放射性核素治疗开展得最早、应用得最广泛的就是在甲状腺疾病方面,如甲状腺功能亢进症(甲亢)、甲状腺癌及其转移灶。其他开展得多、效果好的项目还有癌症骨转移治疗等方面。而放射性核素粒子植入是近几年来发展较快的一项新技术,可在 CT 及 B 超等影像设备引导下经皮穿刺植入,将放射性同位素密封籽源直接植入肿瘤靶区,放射性粒子永久存留在人体内直接杀伤肿瘤细胞,可使 80% 以上症状得以控制,同时使肿块缩小,可用于多种实体肿瘤。下面我们来逐一介绍一下核素治疗在这些疾病中的应用。

(1) 碘-131(^{131}I)治疗甲状腺功能亢进症:甲状腺具有高度摄取^{131}I 的功能,功能亢进的甲状腺组织摄^{131}I 量更多。^{131}I 衰变时主要发射 β 粒子,在组织内平均射程为 1 毫米,对周围正常组织一般无影响,可利用放射性"切除"部分甲状腺组织而又保留一定量的甲状腺组织,达到治疗目的。^{131}I 治疗适合以下情况:①ATD(抗甲状腺药物)疗效差或多次复发者;②病程较长或中老年患者(特别是有心血管疾病高危因素者);③对 ATD 过敏或出现其他不良反应;④有手术禁忌证或手术风险高;⑤有颈部手术或外照射史;⑥甲亢合并肝功能损伤;⑦甲亢合并白细胞或血小板减少;⑧甲亢合并心脏病;⑨其他特殊类型甲亢。^{131}I 治疗禁用于妊娠和哺乳期患者。

(2) ^{131}I 治疗甲状腺癌及其转移灶:摄入体内的^{131}I 主要聚集在有甲状腺功能的组织里,当正常的甲状腺组织被去除后,分化好的甲状腺癌组织(甲状腺乳头状癌及滤泡状癌)能够摄取足量的^{131}I,利用^{131}I衰变发生的射线破坏肿瘤细胞,达到抑制复发或抑制转移灶生长的目的。除所有癌灶均小于1厘米且无腺外浸润、无淋巴结和远处转移的DTC(分化型甲状腺癌)外,均可考虑^{131}I清甲治疗;对无法手术切除的摄碘性DTC转移灶,可选择性应用^{131}I清灶治疗。^{131}I治疗禁用于以下患者:①妊娠和哺乳期患者;②甲状腺术后创面未完全愈合者;③白细胞计数小于3.0×10^9/升者;④肝肾功能严重损害者。

如上所述,^{131}I可用于甲亢和甲状腺癌的治疗。那么对含碘物质(如增强CT的造影剂)过敏者,是不是可以进行^{131}I治疗呢?答案是肯定的,且在治疗前不需要额外做任何相关的碘过敏试验。究其原因,这主要和药量有关。^{131}I是一种放射性药物,临床上常用毫居里来计算药量的多少,而并非传统意义上的毫克(mg)或微克(μg)。以甲状腺乳头状癌^{131}I治疗为例,一般推荐剂量为30~200毫居里,若平均为100毫居里/人次,比活度约为5居里/毫克,可以计算出100毫居里的碘-131仅含有20微克的碘化钠,这将意味着当你口服100毫居里碘-131治疗时,其碘含量比标准CT造影剂碘含量(约350毫克)小近2万倍。所以,即使存在碘过敏,^{131}I治疗中含有如此少量的稳定碘,也不会引起过敏反应。

(3)转移性骨肿瘤的核素治疗:用于治疗转移性骨肿瘤的放射性药物与骨组织具有良好的亲和性,骨组织代谢活跃的部位可摄取更多的亲骨性放射性药物。骨转移肿瘤病灶部位因骨组织受破坏,成骨修复过程非常活跃,故能浓聚大量放射性药物。放射性药物在衰变过程中发射β射线,对病灶进行内照射而产生电离辐射效应破坏肿瘤细胞达到止痛、抑制或破坏骨转移灶的作用。目前临床中经常使用的是简称锶-89和镭-223的核素药物。镭-223是目前唯一被证实的可以显著延长骨转移患者的总生存期,并且能推迟症状性骨骼事件发生的放射性核素药物。

转移性骨肿瘤的核素治疗适用于以下患者:①经临床及骨显像确诊的骨转移肿瘤,骨显像显示病灶呈放射性浓聚;②转移性骨肿瘤伴骨痛;③原发性骨肿瘤未能手术切除或残留者,或伴骨转移者;④白细胞计数不小于 3.5×10^9/升,血小板计数不小于 80×10^9/升。转移性骨肿瘤的核素治疗禁用于以下患者:①骨显像显示转移灶呈放射性"冷区"的溶骨性改变;②严重的骨髓、肝、肾功能障碍的患者;③6周内进行过细胞毒素治疗的患者。

(4) 放射性粒子植入治疗:将具有一定活度的放射性核素标记在胶体、微球或金属丝上,封闭在钛合金外壳中制成体积很小的颗粒状粒子,经手术或借助影像学的引导将粒子植入到肿瘤实体内或受肿瘤侵袭的组织中,利用放射性核素的射线杀死肿瘤细胞或抑制肿瘤生长。目前常用的放射性核素为碘-125(^{125}I)粒子。放射性粒子植入治疗适用于:①多种原发性恶性肿瘤;②肿瘤范围广泛而入侵周围组织不能完全切除;③局部或区域性癌的延伸扩散部分,特别是侵入重要组织难以手术切除;④经外照射治疗因剂量或耐受等原因仍残留局部病灶;⑤孤立的转移或复发癌灶。放射性粒子植入治疗禁用于:①侵犯大血管或靠近大血管并有感染的肿瘤;②处于溃疡性恶化的肿瘤;③质脆、血管丰富而又多源供血的肿瘤及某些肉瘤;④发生广泛转移或蛛网膜下腔种植及伴有颅内高压的颅脑肿瘤。

除上述疾病外,核素治疗还可应用于以下疾病:碘-131-MIBG 可用于嗜铬细胞瘤、神经母细胞瘤和肾上腺外恶性副神经节瘤的治疗。锝-99-MDP 可用于治疗类风湿关节炎、银屑病关节炎、甲亢伴浸润性突眼、强直性脊柱炎、骨质疏松及其他骨关节疾病。核素敷贴治疗对多种皮肤、角膜及黏膜疾病都有一定作用,尤其是在瘢痕疙瘩方面,可达到其他治疗方式的同等效果,且具有无创伤、无痛苦、操作简便、费用低廉等优势。

核素治疗的方法和注意事项

(1)治疗前准备。①健康宣教,告知患者及家属核素治疗的优缺点及可能发生的毒副作用和相关并发症,耐心细致做好解释工作,核素治疗方法简单、安全、有效,解除患者的顾虑,做好健康宣传,指导患者及家属做好放射安全防护,签署相关知情同意书,取得患者及家属的信任、理解和配合。②饮食,一些食物或药物会影响病灶对放射性核素的摄取,治疗前应避免食用。如^{131}I 治疗前需禁食富含碘食物(如海带、紫菜等海产品,食盐先经炒后再食用)和含碘药物(如碘伏、碘造影剂、甲状腺素片和部分中药如昆布、贝母等)4~6 周。核素治疗骨转移瘤前应停止化疗或放疗 2~4 周,并予低钙饮食 1 周。③治疗前检查,核素治疗前注意检查血常规,了解白细胞及血小板计数,同时进行肝、肾功能检查。放射性碘-131 治疗前还要注意做甲状腺功能及颈部 B 超等检查。^{125}I 粒子植入前还需了解肿块与周围组织器官的关系情况。

(2)不良反应及处理。①胃肠道反应:部分患者可在治疗后出现周身乏力,食欲不佳等,少数患者可发生呕吐、头痛等症状,一般情况下无须特殊处理会自行消失。②骨髓抑制:少数患者可观察到白细胞和血小板计数一过性降低,因此建议治疗后应每周监测外周血象变化,直至恢复正常。③局部反应:服用大剂量放射性碘-131可引起颈部肿胀、喉头水肿、唾液腺肿痛等,嘱咐患者不要挤压颈部;治疗后可含服维生素C或酸性糖果,勤嚼口香糖,促进唾液分泌,减少唾液腺照射;服用泼尼松可减轻喉头水肿、颈部胀痛等局部反应;服药后多喝水,保持每天排大便一次,减少盆、腹腔照射。④疼痛加重:核素治疗骨转移癌后的初期可出现短暂的疼痛加重现象,持续2~4天,成为"反跳现象"或"骨痛闪烁"现象。应立即告知患者,这是治疗后的正常反应,并解释疼痛加剧产生的原因,消除其恐惧和焦虑心理,必要时给予镇痛处理。放射性碘-125粒子植入术后,少数患者会引起疼痛,可给予镇痛等对症处理,还可让家属陪患者聊天等分散患者注意力,以减轻患者症状。⑤发热:粒子植入术后及核素治疗骨转移癌后少数患者出现发热,多数为低热和中等热,经对症处理后多可恢复正常,密切注意患者体温变化,嘱患者多饮水,密切观察生命体征的变化,必要时给予物理降温、药物降温等处理。⑥肺栓塞:放射性粒子植入术不良反应较少,肺栓塞是粒子植入术后最严重的并发症,粒子浮出可进入种植器官附近较大的血管内,随血液流动,进入肺部。因此,术后应密切观察患者的呼吸等,嘱患者术后尽量避免揉捏植入区域,若有呼吸困难、胸痛等不适,绝对卧床休息,勿深呼吸,避免剧烈咳嗽,用力活动等,及早报告医师或就诊处理。

(3)治疗后注意事项:①核素治疗后,患者宜多进食高热量、高蛋白质、高维生素的饮食,根据身体情况适当加强锻炼,以提高机体免疫力,如有不适需及时到医院就诊;病情如无特殊变化,一般会在治疗后 1 个月或 3~6 个月后复查。分化型甲状腺癌术后行^{131}I 清甲及清灶治疗者及部分甲亢^{131}I 治疗后患者需终身服用甲状腺素替代治疗,因此需定期复查甲状腺激素水平。②由于治疗 DTC 患者使用^{131}I 剂量大,服药后应在具有专门防护措施的核素治疗病房隔离 1 周左右。核素治疗前应向患者及家属详细交代注意事项,指导患者正确处理排泄物,避免与儿童和孕妇接触,尽量减少与他人接触。

随着核医学的不断发展,核素治疗也越来越受到临床医生的关注。在研究者的不懈努力下,越来越多的核素开始在肿瘤治疗中大放异彩,如近期的钇-90 树脂微球选择性内放射治疗肝癌,镥-177 治疗前列腺癌等,均被证实可显著延长患者的生存期,改善患者的生存质量。希望通过本节内容介绍,可以让更多的人了解核素治疗并从中获益。

第 5 章

直视人体内部管腔的秘境
——内窥镜检查

大众所熟知的检查方法，如拍片（CT、MRI 等）、超声检查等，都是通过一些技术把组织、器官及病变等模拟出黑白图像进行判读，所以看到的图像不是病变原来真实的样子，需要医生根据图像特征进行判读。有没有真实显示病变原来样子的检查技术呢，答案是肯定的，内窥镜检查就可以实现。什么是内窥镜检查？把内窥镜从体外经过人体自然腔道送达体内，对体内的病变进行直视检查，可以直接观察到病变组织，确定病变的部位、范围及表现等，并可进行照相、活检或刷片，大大提高了恶性肿瘤诊断的准确度，并可以在内窥镜下进行某些特殊治疗。直白讲就是医生把一根管子插入体内达病灶处进行观察、取样和治疗等。患者可能会问，插一根管子进入体内，会不会太难受坚持不了。目前应用的光导纤维内窥镜是利用光导纤维传送冷光源，管径小，且可弯曲，并且可以在麻醉下进行检查，做到无痛受检。目前常见的内窥镜检查有耳鼻喉科的耳内镜、鼻镜、喉镜，呼吸科的支气管镜，消化科的胃镜、结肠镜、小肠镜、胶囊内镜，泌尿科的膀胱镜、输尿管镜，妇科的阴道镜、宫腔镜。下面我们将一一进行介绍,希望能消除大家的顾虑,安心配合做内窥镜检查。

耳内镜检查

耳是人体重要感官之一,能够让人们听到来自外界的声音,从而感知周围的环境。古语耳听八方也有同样的意思,形容人很机警。如果耳出了问题,出现耳痛、耳鸣、耳聋等不适,患者将非常难受。耳部疾病不容忽视,如果耳部出现问题,可直接或间接地影响听力。大家去医院看耳病门诊时,医生总要拿着一个像"锤子"一样的器具放入人的耳内,这个器具叫耳内镜。在了解耳内镜检查之前,先简单了解一下耳的解剖知识。耳分为外耳、中耳和内耳,外耳由耳郭、外耳道和鼓膜组成,中耳由鼓室、咽鼓管等组成,内耳则主要由前庭、半规管、耳蜗组成。外耳道比较狭长,鼓膜、内耳比较深,因肉眼观察受限,而耳内镜检查部位就是外耳道、鼓膜、中耳等,可以清楚观察这些部位的病变。耳内镜检查作为耳鼻喉科最基本的检查手段,不仅可以用于初步诊断耳部疾病,而且可以进行明确的活检病理诊断及必要的治疗。耳镜检查在临床上已经应用许多年,最初为普通耳镜,通过普通耳镜可以查看徒手检查无法明确的内耳道及鼓膜病变,提高了部分耳部疾病诊断的准确度。随着科学技术及电子计算机技术的发展,目前电耳镜及耳内窥镜已经广泛代替普通耳镜,成为临床上常用的耳镜检查手段,特别是耳内窥镜检查,具有超细的内窥镜及高清的影像设备。

耳内镜检查适合人群

当患者出现耳道不适,包括瘙痒、分泌物流出、疼痛等,耳闷、耳鸣、耳内异物感、听力下降、眩晕等,耳鼻喉科医生可能开立耳内镜的检查单,查找病因。耳内镜可以检查下述疾病:外耳道炎(细菌或霉菌性)、耳道损伤、盯聍栓塞、耳道异物、耳道肿瘤、鼓膜穿孔(含细小穿孔)、中耳炎等。

不适合耳内镜检查人群

外耳道狭窄患者:此类患者耳内镜可能难以进入,从而无法有效观察耳内情况。

鼓膜穿孔患者:耳内镜检查可能导致中耳炎症进一步扩散,加重病情,因此鼓膜穿孔患者不适宜此项检查。

中耳炎患者:此类患者的耳道内可能有脓性分泌物,会影响耳内镜的观察效果,因此通常不建议进行耳内镜检查。

患有严重疾病的患者:如患有严重的心脑血管疾病、呼吸系统疾病或其他全身性疾病的患者,可能无法耐受耳内镜检查。

外耳道或中耳急性感染期患者:在急性感染期,耳内镜检查可能增加感染扩散的风险,因此通常不建议进行耳内镜检查。

耳内镜检查步骤

患者取坐位或者平躺位,暴露需要检查的耳朵,在检查过程中固定头部,不要晃动头部。检查者会将耳内镜从外耳道口缓缓插入,通过屏幕观察耳道情况,判断耳道壁有无红肿、充血、破溃、流液、新生物及异物等;进入耳道深部之后要观察鼓膜,查看有无鼓膜穿孔、充血、红肿等,要检查鼓室内有无积液,有无肉芽、胆脂瘤等。观察到病变部位可以进行拍照和录像,根据病变情况进行必要的活检和内镜下的治疗,观察结束后是退镜过程。常规检查不超过5分钟;如果有活检或治疗,根据情况时间不同。

整个耳内镜检查的过程要求动作轻柔,避免粗暴行事,在退镜过程中动作也要缓慢。

耳内镜检查注意事项

耳内镜检查临床应用广泛,属于无创检查,安全可靠,如不需要治疗一般不需要麻醉。患者无须空腹,门诊即可检查,检查前避免耳内冲洗及用药,以免影响检查结果的准确性。在通常情况下,耳内镜检查没有禁忌证,婴儿、儿童、孕妇和老人都可以进行检查,但婴儿、儿童需要家长的陪同和配合,由医生判断是否需要进行耳内镜检查。部分外耳道狭窄或外耳道炎症的患者在检查过程中可能会感到轻微疼痛,鼓膜穿刺时患者可能有痛感。检查中如有不适,请告知医生,切莫自行转头或推镜,以防镜头划伤外耳道皮肤,甚至损伤鼓膜。

耳内镜检查并发症及处理

药物过敏的处理:患者可能对使用的消毒剂或局部治疗药物产生过敏,导致红肿、丘疹、瘙痒等。医生会立刻停止用药、清理药物及抗过敏治疗,严重过敏者需要进行抢救和其他治疗。

耳道损伤的处理:较少发生,如发生损伤,及时做止血、消毒及抗感染处理。

鼓膜穿孔的处理:多因操作不当或患者不能配合导致。医生会对穿孔处进行消毒等处理,必要时进行手术处理。

眩晕的处理:多与操作中耳道冲洗刺激太强或患者过于紧张等有关。这需要医生在治疗前做好解释工作,控制好冲洗水温、强度,避免对外半规管区域冲洗,操作动作要轻柔。可以使用维生素 B、糖皮质激素、改善微循环药物、抗眩晕药物治疗眩晕。

耳鸣的处理:引起耳鸣原因与眩晕原因相同。可使用按摩、维生素 B、糖皮质激素、改善微循环药物等方式治疗。

听力损伤的处理:多因鼓膜穿孔、外耳道肿胀等因素导致,一般预后较好。可采用鼓膜按摩、糖皮质激素及抗生素药物等方式治疗。

感染的处理:多因耳道损伤继发性感染导致。一般采取清理耳道、抗生素滴耳、静脉使用抗生素等方式治疗。

耳内镜检查报告解读

报告会提及检查方法。耳道含耳道壁的情况,包括是否有异物、耵聍、占位、红肿、充血、流液等。鼓膜的情况,包括鼓膜的透亮度、有无内陷、有无穿孔、穿孔的大小、部位、有无异常分泌物等。如需要活检,会注明活检的部位。发现病变,需要专科医生的专业诊治,患者应避免过度的担心。

耳内镜检查后的注意事项

保持耳道的清洁干燥,避免进水,防止感染。注意休息,避免剧烈运动。饮食方面注意清淡,避免食用辛辣刺激性食物。

鼻内镜检查

我们所说五官的鼻只是外表的呈现形式,称为外鼻。鼻作为呼吸道的起始部及嗅觉器官,其深部解剖结构比较复杂,由许多腔隙和间隔构成,具体由鼻腔及鼻旁窦构成,整个鼻由鼻骨、鼻软骨、鼻肌及被覆皮肤构成。有的患者可能会在特定的季节出现打喷嚏、流清鼻涕、鼻痒等不适,可能是过敏性鼻炎的表现;还有一些患者可能会出现交替性单侧鼻塞、浓鼻涕、头痛等,可能是慢性鼻窦炎的表现；还有患者出现听力下降、回涕带血等，可能是鼻咽癌的表现。如何诊断上述鼻部或鼻咽部的病变呢？耳鼻喉科同样有一种检查手段，即鼻内窥镜检查技术（以下简称鼻内镜检查），可以通过鼻内镜直视病变部位，进行仔细检查，对疾病进行准确诊断，也可以进行活检及治疗。

什么是鼻内镜检查

鼻内镜检查是将硬性内镜直接插入鼻腔内（具有镜像放大的作用），观察鼻腔、鼻道及鼻咽部组织结构是否正常、表面黏膜是否完整，以及是否存在异物、肿物等的一种内窥镜检查技术。

适合鼻内镜检查的人群

（1）怀疑有鼻部或鼻咽部疾病患者，如有鼻塞、鼻痒、鼻分泌物增多或带血等。

（2）鼻内异物。

（3）鼻出血寻找出血点及止血治疗等情况的患者。

不适合鼻内镜检查的人群

（1）高血压、严重心肺功能不全者：这些人群的身体状况可能无法耐受鼻内镜检查，因此不适合进行该项检查。

（2）有出血倾向者：如有血友病、凝血功能异常或贫血等疾病的患者，鼻内镜检查可能有增加出血的风险。

（3）精神疾病或意识障碍者：这类人群可能无法配合检查，因此不适合进行鼻内镜检查。

（4）处于急性炎症期的患者：如急性鼻窦炎，此时进行鼻内镜检查会加重炎症，因此需先进行抗炎治疗，待炎症消退后再考虑检查。

（5）严重畸形者：鼻腔结构严重畸形，会影响检查的进行和结果判断。

鼻内镜检查步骤

患者一般取坐位或仰卧位,检查前鼻腔内喷麻黄碱和丁卡因,主要起到收缩鼻腔黏膜和表面麻醉的作用,能够让鼻腔更宽敞,插入鼻内镜的时候更加顺畅,还可以减轻患者的疼痛感。在检查过程中让患者精神放松,用嘴呼吸,注意固定头部,以免在检查过程中损伤鼻黏膜。利用鼻内窥镜对中鼻甲、中鼻道、下鼻甲、下鼻道、鼻中隔以及鼻咽部等部位进行仔细检查,观察鼻腔及鼻咽部是否有新生物,鼻中隔是否存在偏曲、有无出血点、鼻甲有无肿大、鼻甲的颜色、鼻道有无脓性分泌物等,并可对病变部位进行活检,还可以进行必要的鼻内镜下治疗。

鼻内镜检查注意事项

需要把鼻内镜插入鼻腔内,需要患者在检查期间张口自然呼吸,同时消除紧张恐惧情绪。在检查过程中出现不适,如疼痛、想打喷嚏、头晕、心慌等,要及时告知检查医生。检查有少许出血是正常现象,如果出血量多,需要及时处理。

鼻内镜检查并发症及处理

(1)鼻黏膜损伤和出血:只要做到操作动作轻柔,一般不会引起出血。如果检查较狭窄侧的鼻腔用力过大而出现黏膜损伤,可先用肾上腺素或麻黄碱棉片局部压迫止血,去除棉片后用明胶海绵贴敷于损伤部位。

(2)晕厥:鼻内镜检查中可出现晕厥,大多由于患者精神过度紧张、身体虚弱、空腹或检查时疼痛等原因引起。一旦发生晕厥应立即让患者平卧,头低位,可指压人中穴,使患者清醒,并注意观察呼吸、脉搏、血压等生命体征的变化。一般平卧数分钟后患者会逐渐好转,如出现胸闷、呼吸困难应及时给予吸氧等。经上述处理后少数患者仍不见好转的,应尽早建立静脉通道,做好抢救的准备,并可经静脉注入适量的高渗葡萄糖。极个别原有其他心肺器质性病变的患者可能在晕厥后出现呼吸、心搏骤停,应立即施行心肺复苏术。

鼻内镜检查报告解读

鼻内镜检查是耳鼻喉科常见的检查手段,医生会按照一定的顺序观察鼻腔、鼻道及鼻咽部位,报告中会提及所观察到的内容:如鼻腔黏膜的颜色、充血程度、肿胀等,鼻腔是否有异常分泌物,如黏液、脓液等,鼻窦是否有充血、窦口阻塞等情况,还包括上述部位是否有新生物、局部隆起、表面粗糙以及咽鼓管开口是否受堵等情况。根据上述所见的描述给出诊断意见,包括过敏性鼻炎、鼻窦炎、鼻息肉、鼻中隔偏曲或肿瘤等诊断。

鼻内镜检查后注意事项

首先,保持鼻腔清洁:检查后,鼻腔内可能会有一些残留物或分泌物,因此要保持鼻腔的清洁。可以根据医生的建议,使用生理盐水或特定的鼻腔清洁剂冲洗鼻腔,以清除分泌物和残留物。其次,避免用力擤鼻:检查后的几天内,避免用力擤鼻,以免对鼻腔内部造成不必要的刺激或损伤。最后,留意并记录任何异常症状,如出血、疼痛、鼻塞加重等,及时向医生反映。

在又深又复杂的结构中寻找疾病,鼻内镜检查做到了。只要按照医生的要求做好准备,平心静气地接受检查,就可以顺利、安全地完成鼻内镜检查。医生根据检查的结果,才能准确指导用药,以最短的时间让患者康复。

喉镜检查

在日常生活中,经常会听到有人说,吃鱼不小心鱼刺卡在喉咙里了,在家无论怎么处理也没解决,到了医院后,医生用镊子取出鱼刺,但也有人因鱼刺刺入喉咙特殊部位,需要通过喉镜取出。喉部较深,不通过特殊的手段我们是不能看清楚的,它位于咽和气管之间,起着呼吸、发声和保护下呼吸道等多种功能作用。大家有没有想过一个简单的问题。为什么我们吃饭的时候,所吃的食物只能进入食管,而不会进入气管。其实,人在吞咽时,喉部结构如会厌会向下移动,盖住喉上口,以防止食物进入喉部。同时,声带也会关闭,确保食物沿两侧梨状窝进入食管,而不误入气管和肺部。此外,喉的咳嗽反射能将误入气管的异物通过剧烈的咳嗽排出。如果喉部出现问题会影响人的呼吸、饮食、发声等。而喉镜是一种检查喉部的常用手段,目前临床最常用的为电子喉镜。同前面的耳内镜和鼻内镜一样,也是需要把喉镜伸入喉部进行检查,通过屏幕观察喉部情况,给出描述和诊断。

什么是喉镜检查

目前常用的喉镜为电子喉镜,全称为电子计算机辅助光导纤维鼻咽喉镜,采用电子导像系统,与纤维内镜组装一体。把电子喉镜经过口或鼻插入喉部,通过与电子喉镜连接的计算机,可以把电子喉镜图像显示在计算机屏幕上,从而进行仔细的观察和分析。电子喉镜具有高清晰度的画质,能更清晰、全方位地观察咽喉部的细微变化,更加准确地诊断咽喉部病变。

喉镜检查适合的人群

（1）喉部异物，咽喉不适，如经常感觉咽喉部异物感，有痰中带血、声音嘶哑、进食困难或呼吸障碍的人群。

（2）电子喉镜主要用于发现咽喉部疾病，如喉黏膜白斑、声带息肉、声带囊肿、喉部肿瘤等。

不适合喉镜检查的人群

（1）高血压患者：如果血压控制不良，再加上精神过度紧张，可能会加重血压升高病情，具有一定的危险性。

（2）心脏病患者：喉镜检查可能诱发心绞痛发作，甚至出现心力衰竭。因此，需要根据疾病的严重程度判断是否适合进行喉镜检查。

（3）心律失常患者：喉镜检查可能导致心律失常症状更加严重。

（4）昏迷、意识障碍或精神障碍患者：这些患者无法很好地配合医生，进行喉镜检查时可能存在一定的危险性。

（5）咽喉部有明显不适的人群：如果咽喉部位出现明显的疼痛、肿胀等不适症状，进行喉镜检查会加重局部病情，不利于疾病的诊断。

喉镜检查步骤

患者通常采取坐位，头部稍向后仰，并尽量保持舌头平伸。在开始检查之前，让患者先进行口腔漱洗和含喉片，以减少口腔和喉部的污垢和分泌物。检查前需要用 1 丁卡因进行表面麻醉，如过敏，则用 2% 利多卡因进行表面麻醉。医生将电子喉镜轻柔地插入患者口中，并逐渐前行，直到喉部，同时仔细观察电子喉镜显示的画面，并将观察到的病变或异常情况拍照或录视频。

喉镜检查注意事项

首先,告知过敏史,如果患者有过敏史,特别对麻醉药物过敏者,需要在检查前告知医生。这样可以防止在检查过程中因过敏反应而产生不良后果。检查前应避免进食,特别是避免进食过饱。因为进食后检查,可能会出现恶心、呕吐、呛咳等症状,会对喉镜检查造成一定的干扰。同时,检查后的短时间内(通常是 2 小时)也应禁食、禁水,以免食物或水对喉部造成刺激。其次,患者在做检查前可以练习深呼吸,这有助于放松身体,减轻紧张感,使检查过程更为顺利。在进行喉镜检查时,患者应尽量放松心情,避免过度紧张。过度紧张可能会影响医生的正常操作,也可能增加患者的不适感。

电子喉镜检查并发症及处理

电子喉镜检查虽然是临床上一种常见的检查手段,但并发症在所难免。

咽喉部疼痛、恶心、呕吐这些症状通常会在检查后的一段时间内自行缓解。患者可以通过休息、避免过度用嗓、停止进食一段时间以及适当饮水来减轻不适感。

(1)出血:是电子喉镜检查后较常见的并发症,通常出血量小,能够自行停止。如果出血量多或活动性出血,可能提示有更严重的病变,应警惕有引起窒息的可能,此时需要及时就医处理。

(2)心律失常:如果患者本身存在心脏疾病或精神紧张,可能会因接受电子喉镜检查产生恐惧心理而诱发心律失常。在这种情况下,应立即停止检查,并采取必要的急救措施,如给予吸氧、注射抗心律失常药物等。

（3）窒息：当电子喉镜操作不当或患者配合不佳时，可能导致异物误入呼吸道，引起窒息。这是一个非常严重的并发症，需要立即采取紧急措施，如气管切开或气管插管等，以避免严重后果。

为了预防这些并发症的发生，建议在检查前详细询问患者的病史和药物过敏史，选择合适的麻醉药物和检查方式；在检查过程中应密切观察患者的反应，一旦出现不适症状或并发症，应立即停止检查并采取必要的措施。

喉镜检查报告解读

电子喉镜的描述一般包括舌根部的形态、会厌部、披裂、双侧会厌谷、杓会厌皱襞、声带、梨状窝等部位的形态及黏膜情况，观察是否有占位、异常分泌物等。报告常见诊断有急性咽炎、喉炎、声带息肉、会厌囊肿、喉癌等。

喉镜检查后的注意事项

（1）饮食调整：在喉镜检查后，咽喉部的黏膜可能会受到一定程度的损伤，因此应避免立即进食和饮水，以防止出现呛咳。在检查后 2 小时，如果喉部的麻木感已经消退，可以适当地进食和进水，但应选择软质、易消化的食物，如粥、面条等，避免辛辣、刺激、坚硬的食物，以免加重咽喉部的刺激和不适。

（2）避免过度用嗓：在检查后的一段时间内，应避免过度用嗓，减少说话的频率，避免剧烈咳嗽或呕吐，以免加重局部疼痛症状。

（3）戒烟戒酒：烟草和酒精都会对咽喉部产生刺激，因此在喉镜检查后的一段时间内，应戒烟戒酒，以免加重咽喉部损伤。

（4）观察症状：在检查后，患者应注意观察自己是否出现其他不适症状，如过敏反应、出血等。如果出现任何异常症状，应及时就医。

电子喉镜检查是一种广泛应用于喉部疾病诊断的检查手段，如喉部肿瘤、炎症、异物、声带麻痹以及喉部发声功能障碍等。它也可以用于早期发现和诊断喉部的恶性肿瘤，并可以对病变进行活检，具有检查刺激小、无痛苦、高清晰度、方便易操作、操作时间短的特点，为安全、无创诊断咽喉部疾病提供了手段。

支气管镜检查

呼吸，是生命中最基本的动作，每一次呼吸都牵动着我们的生命。所以，呼吸是生命之基。如果呼吸出了问题，那就比较急迫了。呼吸道疾病多样且复杂，诊断与治疗的过程也充满挑战。当呼吸出现问题时，如何探寻病因，精准治疗呢？其实，我们时刻呼吸的气管也能插入镜子进行检查。

支气管镜检查，作为一种重要的内窥镜检查方法，为我们打开了一个直观了解呼吸道内部情况的窗口。下面详细介绍支气管镜检查的方方面面，希望能够帮助大家更好地了解这项检查，知道它在呼吸道疾病诊疗中的重要作用。让我们一起来揭开它的神秘面纱。

什么是支气管镜检查

支气管镜是一种带有光源和镜头的软镜。简单地说，支气管镜检查就是通过一根细长的支气管镜，经过口腔或鼻腔进入患者的下呼吸道，即气管和支气管，甚至更远端，以直接观察这些部位的病变情况。这种检查方式就像为呼吸系统拍了一部高清电影,让医生能够直观地看到气管和支气管的内壁情况,发现炎症、肿瘤、异物或异常出血等,还能够送入工具,采集组织样本或进行治疗操作,可进行准确的诊断和治疗。

支气管镜检查适合人群

(1)支气管镜检查是个"侦探",适合用于追踪多种呼吸道疾病的线索。对不明原因的咳嗽,支气管镜诊断支气管结核、异物吸入及气道良恶性肿瘤等具有重要的价值;对不明原因的喘鸣或局限性哮鸣音,支气管镜有助于查明气道阻塞的原因、部位及性质;对不明原因的咳血或痰中带血,支气管镜检查有助于明确出血部位和出血原因;对不明原因的声音嘶哑,支气管镜检查有助于诊断因喉返神经受累引起声带麻痹或气管内新生物等;对于痰中发现癌细胞或可疑癌细胞,需要支气管镜明确诊断;肺部手术前检查,支气管镜对指导手术切除部位、范围及估计预后有参考价值。

(2)需要支气管镜协助诊治的 X 射线胸片和(或)胸部 CT 检查异常者,包括肺不张、肺部结节或团块影、阻塞性肺炎、炎症吸收不理想、肺部弥漫性病变、肺门或纵隔淋巴结肿大、气管支气管狭窄以及原因未明的胸腔积液等异常改变者;胸部外伤、怀疑有气管支气管裂伤或断裂;肺部或支气管感染性疾病的病因学诊断;清除气道内异常分泌物;取出气道异物、镜下治疗(包括电切电凝、冷冻、球囊扩张、黏膜下注药、光动力治疗、良恶性气道狭窄气管支架置入,气管食管瘘、气管胸膜瘘、胆道胸膜瘘封堵术等)。

(3)只要对麻醉药物不过敏的患者,无论是高危的高龄患者还是低龄患者,甚至是婴幼儿和少年儿童,以及患有精神疾病史的患者,都可以考虑选择无痛支气管镜检查。

总之,能发挥支气管镜观察、处理腔内病变和留取下呼吸道标本优势的情况都可以成为适应证。支气管镜检查应用至今,已积累了丰富的临床经验,目前无绝对禁忌证,其相对禁忌证范围也日趋缩小。

但在下列情况下进行支气管镜检查时,发生并发症的风险显著高于一般人群,检查前应慎重权衡利弊。

(1)急性心肌梗死后 4 周内不建议行支气管镜检查,急性心肌梗死后 4～6 周内若需进行支气管镜检查术,建议请心内科医生会诊后决定是否可以检查。

(2)活动性大咯血时进行支气管镜检查风险较高,若必须进行支气管镜检查,应做好建立人工气道及急救准备,以应对出血加重可能导致的窒息。

(3)血小板计数小于 $20\times10^9/L$ 时不推荐进行支气管镜检查。血小板计数小于 $60\times10^9/L$ 时不推荐进行支气管镜下黏膜活检或经支气管肺活检。

(4)妊娠期间不推荐进行支气管镜检查术,若病情需要,除非紧急情况,则尽量推迟至分娩或妊娠 28 周以后进行,并提前与妇产科医生充分沟通,评估风险。

(5)严重心律失常、不稳定心绞痛、严重心肺功能不全、高血压危象、严重肺动脉高压、颅内高压、急性脑血管事件、主动脉夹层、主动脉瘤、严重精神疾病以及全身极度衰竭等,并发症风险通常较高,若必须行支气管镜检查时需权衡利弊,并做好抢救准备。

支气管镜检查步骤

（1）术前准备：医生应向患者解释检查的目的和过程，并告知注意事项。

（2）麻醉：在检查开始前，医生给患者的口咽部喷洒麻醉药物，以减轻不适及疼痛。

（3）插入支气管镜：患者取仰卧位，医生将支气管镜小心地插入患者的鼻腔或口腔，逐渐进入气管和支气管。

（4）观察与检查：支气管镜多经鼻孔轻柔送入，观察鼻腔、咽部有无异常（经口腔进入者观察口腔、舌），进入扁桃体、会厌及声门时，观察会厌有无塌陷、声带运动是否良好及对称；进入气管后观察气管位置、形态、黏膜色泽、软骨环的清晰度、隆突的位置等。观察两侧主支气管，自上而下依次检查各叶、段支气管。

（5）取样和治疗：如果发现异常情况，医生可能通过支气管镜进行取样、刷洗及灌洗，使用细长的钳子或刷子取下支气管内的组织或分泌物进行病理学检查。

（6）完成检查：检查结束后，医生缓慢地拔出支气管镜，确保没有出血或其他并发症。

支气管镜检查注意事项

（1）医生询问麻醉药物过敏，有无高血压，心脏病病史应用药物（特别是阿司匹林、氯吡格雷等抗血小板及抗凝药物），有无出血倾向，有无鼻息肉、鼻中隔偏曲，有无青光眼病史，有无精神异常病史等。

（2）患者需要停用抗凝血药物 3 天以上，术前禁食 6 小时、禁水 4 小时，检查前遵医嘱排空大小便。

（3）检查前做好心理疏导，缓解患者紧张焦虑的情绪，术前务必取下义齿。

（4）在检查过程中，患者需要放松，按照医生的指示进行深呼吸或者咳嗽等。如有明显不适感可举手示意。

支气管镜检查并发症及处理

支气管镜检查是常规检查手段，通常是安全无创的，但仍然存在有一定并发症的风险。主要并发症有喉头痉挛、出血、气胸、低氧血症、术后发热等，但发生率很低，仅有万分之二到万分之三。

医生会采取各种预防措施，如严格的无菌操作，以降低上述风险。如果一旦出现下列并发症，医生将立即采取相应的处理措施，确保患者的安全：①喉部肿胀或喉头水肿，通常由于插管不顺利或麻醉不充分而导致。一旦出现这种情况，应立即吸氧，并给予抗组胺药或静脉糖皮质激素进行治疗。②严重的支气管痉挛，可能发生在哮喘急性发作期进行检查的患者身上，在这种情况下，应立即拔出支气管镜，并按哮喘严重发作进行处理，如使用支气管舒张剂等。③术后发热多见于年龄较大或组织损伤较重的患者，此时应适当使用解热镇痛药，并考虑应用抗生素进行预防感染治疗。

支气管镜检查报告解读

支气管镜检查报告是医生根据检查所见给出的诊断意见。报告通常包括检查图像、内镜所见以及诊断意见等内容。内镜所见是医生在支气管镜下观察到的呼吸道内部变化，包括黏膜的颜色、形状、病变情况（如异物、占位、出血）等。通过这些观察，医生可以对患者的病情做出初步判断。诊断意见则是医生根据观察到的病变情况给出的具体诊断,如支气管新生物、肺结核、支气管肉芽肿、支气管异物等。

支气管镜检查后的注意事项

(1)需要在医院稍事休息,确认身体没有异常反应后,才能离开;全麻患者或者肺功能不好的患者要吸氧,留观半小时才可以离开。

(2)常规检查完 2 小时后可以尝试进水,没有呛咳才能进食。做静脉麻醉的患者需要完全清醒后才可以进食进水,因为做了咽喉部的麻醉,喝水可能引起误吸。

(3)检查结束后咽喉部会有发麻、异物感,这是因为麻醉药还没完全消退,一般无须特殊处理。

(4)尽量不要进行高强度的体力活动,不要用力咳嗽,如果用力咳嗽或者体力活动后,可能会引起咯血。有少量咯血通常1~3 天会自行消失,如果大量咯血应及时告知医生,做进一步的处理。

(5)全麻患者,术后 24 小时内不能开车、签署法律文件或者操作机械设备;老人要有人陪伴,尽量不单独活动。

(6)进行内镜下治疗的患者,如内镜下注抗结核药后要尽量保持侧卧位,防止药物流至对侧并注意观察咳嗽、咳痰,有无发烧等情况。内镜下进行气管球囊扩张的患者,还要特别注意患者有无心慌胸闷等气胸的表现,遵医嘱卧床休息,根据具体情况使用抗生素及激素类药物。

(7)注意观察症状。患者做支气管镜时可能会进行活检,需要注意观察术后是否出现胸闷、胸痛、咳嗽、咯血,如果出现以上症状,应及时与主管医生联系。

支气管镜检查就像给你的呼吸道做一个内部检查,它作为一种重要的呼吸系统疾病诊断手段,应用广泛且收益颇大。但大多数人对支气管镜检查是排斥的,内心非常恐惧和害怕。其实,目前支气管镜检查多在全麻下进行,检查前只需建立一个静脉通路,专业的麻醉医师会让患者瞬间入睡,当患者醒来时检查已经做完了。

支气管镜检查像一扇通向呼吸道深处的窗,可以帮助我们查找问题的根源,为疾病的诊断和治疗提供关键信息。虽然检查可能会带来一些不适和风险,但在医生的精心准备和患者的配合下,这些都是可以控制和应对的。当你了解了检查的步骤和可能出现的风险,做好准备,就可以帮助更安心地进行检查。通过这项检查,医生能够更深入地了解和治疗呼吸道的疾病,为呼吸系统的健康保驾护航。

胃镜检查

可能经常会听身边的人讲,某某人这么年纪轻轻的就得胃癌了,听说都转移了,真可惜呀。还有人会讲,经常胃痛会不会得胃癌呀?

带着种种的遗惑和担心,我们提出一个问题:有什么检查手段能早期发现胃癌呢? 胃镜检查就是一个目前临床常用的、灵敏度很高的检查手段。胃镜检查就像照镜子一样,可真实反映原本肉眼无法直视的病变情况,从而为医生诊治提供依据。胃与外界相通的入口就是口腔,医生操作胃镜时,通过口腔、咽部进入食管,然后进入胃和十二指肠。胃上端连接食管,下端连接十二指肠,所以日常所说的胃镜检查,其实是同时检查了食管、胃及十二指肠的一小部分。胃镜检查可以直观、准确地帮助我们发现消化道的各种病变,并且可以取组织进行病理检查,是早期发现消化系统疾病最重要的检查方法,而且随着无痛胃镜技术的开展,做胃镜难受的时代已经一去不复返了。

然而,很多人对胃镜检查还存在诸多疑问和误解。下面,我们来全面介绍胃镜检查,让大家对它有更深入的了解,今后在接受胃镜检查时就能够从容面对。

什么是胃镜检查

胃镜检查是一种通过胃镜——一种细长、柔软、前端带有高清摄像头的管子,可直观检查食管、胃和十二指肠内部情况的内窥镜检查方法。医生通过观察摄像头传回在显示屏上的图像来诊断炎症、溃疡、肿瘤或其他病变,并可根据病变的情况同时进行活组织采样。胃镜检查是一种安全、可靠、直观的诊断方法,根据是否采用全麻,分为普通胃镜检查和无痛胃镜检查。

胃镜检查适合人群

有些人经常问医生,我才20来岁,不需要做胃镜检查吧?其实,需不需要做胃镜检查要视情况而定,如果出现下面这些情况记得及时去医院做胃镜检查哦。

(1)存在上消化道症状,如反酸、烧心、胸骨后疼痛、吞咽困难、恶心、呕吐、呕血、腹痛、腹胀、嗳气等。

(2)之前检查发现有消化道病变,如消化性溃疡、恶性肿瘤(胃癌、食管癌等)、萎缩性胃炎、胃息肉等疾病,治疗后需要随访或观察疗效。

(3)不明原因的上消化道出血,如呕血、吐血等,急性或慢性消化道出血,病因及部位不明者。

(4) 常规影像学检查发现上消化道病变,需要明确性质者,如在体检时 CT 扫描发现胃壁有增厚、强化等异常影像学改变,必要时可取活检进行病理检查。

(5) 上消化道有异物,如吃东西不小心,特别是尖锐的东西,如枣核、鱼刺等造成刺入或者其他异物嵌顿,可在胃镜直视下取出。

(6) 消化道肿瘤高危人群,如有食管癌、胃癌家族史及其他食管癌、胃癌高危人群,一般推荐在 40 岁以后定期行胃镜检查,以早期发现病变。

(7) 贫血、体重下降、胃相关肿瘤标记物升高的患者,需排除胃出血或恶性疾病的患者。

另外,胃镜检查包括肠镜检查也可以作为体检项目,很多单位都把胃镜检查和肠镜检查作为 40 岁以上职工的体检项目,原因在于年龄 40 岁以上的人群,肿瘤的发病率在升高。

不适合胃镜检查人群

(1) 存在严重的心肺疾病:如心衰、气胸、脑出血等,这些疾病的患者可能无法耐受胃镜检查,容易增加疾病急性期损害或对心脏造成不利影响。

(2) 休克或昏迷状态:处于这种状态的患者不适合进行胃镜检查,因为无法配合检查,可能发生窒息等严重并发症。

(3) 精神疾病或智力障碍:这类患者可能无法配合胃镜检查。

(4) 食管、咽喉的急性炎症:特别是腐蚀性的炎症,胃镜检查可能加重炎症或穿孔。

（5）脊柱严重畸形或食管贲门狭窄：胃镜可能无法进入。

（6）巨大胸主动脉瘤：这类患者由于疾病的特性，不适合进行胃镜检查。

（7）怀疑有急性胃肠穿孔：胃镜检查可能加重穿孔。

（8）出血性疾病或血小板异常：这类人群在进行胃镜检查时可能存在较高的出血风险。

胃镜检查步骤

如果是无痛胃镜检查，需要先建立静脉通道，用于注射全身麻醉剂。无论普通胃镜检查还是无痛胃镜检查，在检查前，医护人员都会让患者吃一管液体药物（如利多卡因胶浆），起到局部麻醉的作用或者会在患者的喉咙喷洒麻醉药物，使患者的喉咙部位麻木，减轻检查时的不适感。检查时受检者呈左侧卧位，屈膝弓背，头适度后仰。在检查过程中应改由鼻子吸气，口中缓缓吐气。医生会将胃镜插入患者的口腔，然后缓慢地将胃镜向下通过食管插入胃部、十二指肠球部及降部。整个过程需要医生仔细、轻柔地操作，确保胃镜顺利插入并观察到目标部分的情况。在检查过程中，医生可能会对发现的异常组织进行活检或刮取样本，以便做进一步的病理学检查。检查结束后，医生需退出胃镜，退镜时患者应尽量吸气，以防止出现腹胀。无痛胃镜检查者需要在休息室复苏，直至意识清醒，无明显不适方可离开。

胃镜检查注意事项

检查前一般需要完善相关检查，如血常规、传染病、凝血、心电图等（医生根据患者情况评估开立检查单）。在进行胃镜检查前，患者应禁食至少 6 小时，如果有胃流出道梗阻，应禁食 2～3 天。检查前一天的晚餐可以正常饮食，但检查当日早晨应禁食，保持空腹状态。检查前停止服用抗凝、抗血小板类药物一周（如阿司匹林、波立维、华法林等），是为了减少胃镜检查做活检出血的可能性，无痛胃镜检查前若服用利血平、降压0号者，应咨询专科医生停用一周后，方可进行活检和检查。糖尿病患者和吸烟者则应在检查前一天暂停降糖药、胰岛素和吸烟。钡餐检查3天后再行胃镜检查，以免影响视野。无痛胃镜检查或年老体弱者应由一名家属陪同。

胃镜检查并发症及处理

尽管胃镜检查是一种安全可靠的检查方法，但仍然可能出现一些并发症。常见的并发症包括咽部疼痛、恶心、呕吐等，这些症状通常会在短时间内自行缓解。如果胃镜检查时出现出血（一般发生于病变组织活检及治疗时）、穿孔（即器械穿透食管、胃或十二指肠壁）、窒息等并发症，医生会立即采取措施进行处理。

胃镜检查报告解读

胃镜检查报告是检查医生根据内镜下看到的病变情况，结合临床经验做出的诊断。报告通常会详细描述胃镜下所见的情况，包括食管、胃、十二指肠等部位的一般情况，包括有无充血、水肿、溃疡、出血、糜烂、肿物等异常。如果有异常发现，还会详细描述位置、大小、形状、质地等信息。最后，医生会根据这些信息给出诊断结果及建议。

胃镜检查后的注意事项

（1）无痛胃镜检查后家属必须全程陪伴，防止跌倒。

（2）由于麻药的持续作用，检查者当日不能骑车、驾车、从事高空作业和机械操作，以防意外发生。

明明白白做医学检查

（3）普通胃镜检查和无痛胃镜检查 2 小时后可进食、进水，首餐宜进温凉、细软的半流食物，避免过热过硬的食物，第 2 天可恢复正常饮食。如果已行息肉摘除术（创面小，无须夹子），则 2 小时后可进食、进水，首餐宜进温凉、细软的半流食物，避免过热过硬的食物，第 2 天可恢复正常饮食。如果做内镜黏膜下剥离术（ESD），2 小时后可进食、进水，以温凉为宜，后续 3 天内以流质饮食为宜，避免剧烈运动。

（4）少数患者检查后 1～2 日内会有咽部不适感，不要紧张，避免呕吐和用力咳嗽，过几天可自行恢复。

（5）检查后未取病理样本者可持胃镜报告到门诊看结果；如取病理样本先送病理检查，然后持病理结果报告到内镜室取胃镜报告，再到门诊看结果。

胃镜检查是一种高效而强大的医学诊断工具，可以对消化道炎症及黏膜病变、溃疡、息肉、肿瘤、憩室、消化道狭窄、异物、食管胃底静脉曲张等疾病进行诊断。并且对上消化道出血、息肉、黏膜下肿瘤、早期胃肠道肿瘤、消化道狭窄、消化道异物（如硬币、纽扣、鱼刺、枣核、鸡鸭骨）等疾病进行有效治疗。大家千万不要因为心生畏惧而放弃，放弃一次检查可能会使病情进展，造成不可挽回的后果。尽管胃镜检查可能有并发症的风险，但在经验丰富的医生手中，该检查是一个相对安全且可靠的过程。通过本节介绍，希望大家对胃镜检查有更深入的了解，消除对它的恐惧和误解。同时，也希望大家能够重视自己的健康，定期进行体检，及早发现和治疗消化道疾病。

结肠镜检查

　　我们经常会听别人讲"胃肠镜",那"胃肠镜"是同一种检查吗？通过前面的介绍我们应该能知道答案。胃镜检查和肠镜检查是两种不同的检查手段,因为都是消化科最常见的内窥镜手段,并且部分准备工作也相同,可以做完一项检查后马上进行另一项检查,所以通常放在一起叫"胃肠镜"。我们常说的肠镜其实是结肠镜,相对应的为小肠镜。结肠镜的准备工作相对胃镜更复杂,并且普通结肠镜很多人都觉得难受,无痛结肠镜的开展使患者减轻了检查的不适和痛苦。所以有的患者说"没有任何感觉,肠镜就做好了"。结肠镜跟胃镜不一样,胃镜是从口插入,而结肠镜则是从肛门插入,观察肛管、直肠、结肠直到回盲瓣等部位的情况,发现病灶,并可以进行病灶的活检和治疗。揭开结肠镜检查的神秘面纱,让普通读者和专业人士都能够明白其步骤和重要性,就能更好地准备和理解这项检查。

什么是结肠镜检查

　　结肠镜检查也是一种内窥镜检查技术,检查医生使用一根柔软的管状仪器——结肠镜,从肛门插入,依次进入直肠、乙状结肠、降结肠、横结肠、升结肠,直到回盲瓣等。结肠镜装有照明和摄像装置,不仅可以观察肠腔内部的详细情况,发现肠道炎症、息肉、肿瘤等疾病,还能对病变组织进行活检或小型手术,如息肉摘除或切除等。

结肠镜检查适合人群

　　(1) 存在下消化道症状如腹痛、消化不良、大便性状改变、排便习惯改变等。

（2）既往有结肠炎症（溃疡性结肠炎、克罗恩病等）、结肠息肉等疾病需要随访或观察疗效者。

（3）急性或慢性消化道出血（大便中带血、黑便或检测出潜血的患者），病因及部位不明者。

（4）常规影像学检查发现可疑消化道病变，需要明确性质者。比如，在体检时 CT 扫描发现肠壁可疑增厚或占位，肠梗阻等异常影像学改变，需要进行肠镜检查，必要时取活检进行病理检查。

（5）消化道肿瘤高危人群，如有结直肠癌或息肉家族史，一般推荐在 40 岁以后定期进行肠镜检查，以早期发现病变。

（6）贫血、体重下降、肠相关肿瘤标记物升高的患者，需排除结直肠出血或恶性疾病。

不适合结肠镜检查人群

（1）肠道穿孔、消化道穿孔患者：由于肠道穿孔或消化道穿孔，结肠镜检查可能会加重穿孔症状，导致更严重的并发症。

（2）高血压、心脏病患者：结肠镜检查过程中可能导致血压升高，加重心脏负担，这类患者风险较高。

（3）急性肠炎、缺血性肠病患者：这类患者的肠壁可能已经非常脆弱，肠镜检查容易导致肠道损伤，甚至引发穿孔。

（4）肠腔狭窄患者：肠腔狭窄可能导致肠镜进镜困难，增加检查过程中的风险，甚至可能导致肛门出血。

（5）月经期女性：月经期进行结肠镜检查可能对女性身体造成一定伤害，并影响检查结果的准确性。

（6）重度心肺疾病患者：结肠镜检查需要患者配合，而重度心肺疾病患者可能无法承受检查过程,可能出现心肺功能衰竭等危险情况。

(7)出血性休克、严重贫血患者:结肠镜检查可能加重出血情况或加重贫血症状,对这类患者的健康构成威胁。

此外,腹盆腔手术后的早期患者、怀疑有穿孔肠瘘或广泛腹腔粘连的患者、腹腔盆腔放射治疗后的患者、极度衰弱且不能支持术前准备的患者,以及肠道准备不充分的患者,也都不宜进行结肠镜检查。

结肠镜检查步骤

如果是无痛肠镜检查,需要先建立静脉通道,用于注射全身麻醉剂。受检者常取左侧卧位,充分暴露肛门。医生将肠镜插入患者的肛门,然后缓慢地将肠镜向上依次插入直肠、乙状结肠、降结肠、横结肠、升结肠,直到回盲瓣。整个过程需要医生仔细、轻柔操作,确保肠镜顺利通过并观察这些部位的情况。在检查过程中,医生可能会对发现异常的组织进行活检或刮取样本,以便做进一步的病理学检查。检查结束后,医生会缓慢地退出肠镜。接受无痛肠镜检查者应在休息室复苏,直至意识清醒,无明显不适方可离开。

结肠镜检查注意事项

检查前一般需要完善相关检查,如血常规、传染病、凝血、心电图等(上述检查由医生根据患者情况评估后开检查单)。建议检查前3天吃少渣半流食,即无粗纤维的食物(如粥、藕粉、豆腐、蒸蛋、稀饭、面条),忌食西瓜等带核水果及茴香、韭菜等多纤维素食物;检查前1天忌食稀饭、蒸蛋、牛奶等流质或半流质食物。在进行肠镜检查前,患者需要禁食至少6小时。根据医嘱正确服用肠道清洁药物，需要反复饮水、排便，直到排出清水便为止。长期便秘者可提前 2 天服用缓泻剂以保证检查当日肠道清洁状况良好。检查前停止服用抗凝、抗血小板类（如阿司匹林、波立维、华法林等）药物一周，是为了减少肠镜检查要做活检的出血可能性，无痛肠镜检查服用利血平、降压 0 号者，应咨询专科医生停药一周后，方可进行活检和检查。糖尿病患者和吸烟者则需要在检查前 1 天暂停降糖药、胰岛素和吸烟。由于口服钡剂不被胃肠吸收，完全排出体外需要 3～5 天，所以建议钡餐检查 1 周后，再做肠镜检查，以免残留的钡剂影响视野。无痛肠镜检查或年老体弱者需要一名家属陪同。

结肠镜检查并发症及处理

如果出现肠胀气（一般由于检查过程中充气所致），可以在检查 2 小时后采取头低位，臀部抬高，利于气体从肛门排出，如腹痛、胀气加重，应及时通知医生处理。如有出血（一般发生于病变组织活检及息肉摘除）、穿孔（即器械穿透结、直肠壁）等并发症，医生会立即采取处理措施。

结肠镜检查报告解读

结肠镜检查报告是检查医生根据内镜下看到的病变情况，结合临床经验做出的诊断。报告通常会详细描述肠镜下所见的情况，包括肛管、直肠、乙状结肠、降结肠、横结肠、升结肠、回盲瓣等部位的一般情况，包括有无充血、水肿、溃疡、出血、糜烂、渗出物、肿物等。如果有异常发现，还会详细描述位置、大小、形状、质地等信息。最后，医生会根据这些信息给出诊断结果及建议。

结肠镜检查后的注意事项

（1）无痛肠镜检查家属必须全程陪伴，防止跌倒。由于全麻药的持续作用，检查者当日不能骑车、驾车、从事高空作业和机械操作，以防意外发生。

（2）普通肠镜检查和无痛肠镜检查后 2 小时方可进食、进水，当天流质饮食，第 2 天恢复正常饮食。

（3）如果息肉摘除术（创面小，无须夹子），则术后 2 小时后可进食、进水，当天流质饮食，第 2 天恢复正常饮食。

（4）如果做内镜黏膜下剥离术，2 小时后可进食、进水，3 天内流质饮食，避免剧烈运动。

（5）检查后未做活检者可持肠镜报告到门诊看结果；如做活检者先送病理标本，然后持病理结果到内镜室取肠镜报告再到门诊看结果。

或许有些人一想到那么粗的管子插入肛门进入体内就会感到恐惧，其实如上面介绍的内容，在麻醉技术辅助下，被检者没有感觉就可以完成结肠镜的检查。结肠镜同胃镜一样，也是一种很有效的检查手段，能够洞察结直肠内部的细微病变，特别可帮助早期癌症检出，为患者治疗赢得时间，可明显提高预后。高危人群更要重视结肠镜检查，可以真正实现结肠镜检查的价值。

通过本节介绍，我们了解了结肠镜检查的基本知识，希望能够帮助大家更好地认识这一检查方法，为肠道健康保驾护航。

明明白白做医学检查

小肠镜检查

大家听得最多的是胃镜检查和肠镜检查(结肠镜检查),对小肠镜检查可能有点陌生。下面先科普一下我们的消化道。人的消化道是一个管样结构,是起自口腔依次为咽、食管、胃、小肠、大肠,终结于肛管的很长的肌性管道,主要作用是进行物理和化学性消化,为机体提供营养,同时也是排出未消化食物及残渣的渠道。消化道由上消化道和下消化道两部分组成。上消化道包括口腔、咽、食管、胃、十二指肠,主要对食物进行物理和化学性消化。下消化道则包括空肠、回肠、大肠(包括盲肠、阑尾、结肠、直肠)和肛管,主要作用是消化以及吸收营养物质,同时吸收水分和无机盐,给经消化、吸收后的食物残渣提供暂时储存的场所,并将其转变为粪便排出体外。前面我们讲了部分上消化道的检查手段(胃镜检查),也讲了部分下消化道的检查手段(结肠镜检查),现在还剩下中间一段肠管——小肠(全长4～6米,分为十二指肠、空肠和回肠三部分),这部分需要小肠镜检查,才能使整个消化道都尽收眼底。小肠是我们身体神秘地带的一部分,由于其位置深且曲折蜿蜒,传统的内窥镜技术难以探查。然而,随着医学技术发展,小肠镜检查现已成为诊断和治疗小肠疾病的一个重要手段。下面就为大家揭开小肠镜检查的面纱,让无论是普通人还是专业人士都能轻松了解这项复杂的医疗手段。

什么是小肠镜检查

小肠镜检查,也称为小肠内窥镜检查,顾名思义,就是使用小肠镜这一特殊的医疗器械,分别从口腔和肛门插入小肠内部进行检查。从口腔插入可以看到食管、胃、部分小肠,重点是观察小肠病变;从肛门插入可以看到肛管、结直肠和部分小肠,重点也是观察小肠病变;上下结合差不多可以看到整个小肠,或许仍有部分小肠未被观察到;然后利用摄像头将小肠内部的图像传输到显示器,对小肠进行直视检查。小肠镜检查可以详细观察小肠黏膜,寻找炎症、溃疡、肿瘤或吸收不良等问题的原因,并且可以进行活检或去除异常组织。

小肠镜检查适合人群

(1)有消化系统症状(出血、腹痛、慢性腹泻、消化不良等),胃镜及结肠镜检查未查见病灶,怀疑病变位于小肠的患者。

(2)隐血阳性、消瘦、胃肠肿瘤标志物升高,胃镜及结肠镜检查未查见病灶者。

(3)疑似小肠疾病,如克罗恩病、小肠息肉病、小肠肿瘤等。

(4)常规影像学检查发现可疑消化道病变,需要明确性质者,如在体检时 CT 扫描发现小肠壁可疑增厚或占位、小肠梗阻等异常影像学改变,需要明确病变者。

(5)家族中有小肠疾病病史者,定期进行小肠镜检查也是预防疾病的重要手段。

不适合小肠镜检查人群

(1)有严重心肺功能异常者:检查过程可能加重原有基础疾病,并有生命风险。

(2)有高度麻醉风险的患者:麻醉可能导致麻醉意外。

(3)有严重贫血或血浆清蛋白严重降低未经纠正者:这类人群的身体状况可能无法耐受小肠镜检查。

（4）完全性小肠梗阻或肠道准备不充分的患者：由于肠道状况不佳，小肠镜检查可能无法进行或结果不准确。

（5）有多次腹部手术史，且存在广泛肠粘连的患者：腹部手术可能导致肠道粘连，影响小肠镜的通过。

（6）低龄儿童以及孕妇：这两类人群由于身体特殊状况，通常不适宜进行小肠镜检查。

（7）有其他高风险状态：如中度以上胃底食管静脉曲张、大量腹水等，这些状况都可能增加小肠镜检查的风险。

此外，心脏起搏器患者、有肠穿孔风险患者、急性肠炎患者、凝血功能障碍患者、急性心肌梗死患者以及存在凝血功能障碍的患者，也都不适合进行小肠镜检查。

小肠镜检查步骤

小肠镜检查的步骤较胃镜和结肠镜检查相对复杂。

小肠镜检查一般都需要进行全麻，所以需要先建立静脉通道，用于注射全身麻醉剂。受检者常取左侧卧位，充分暴露肛门。医生会先将小肠镜插入患者的口腔，依次进入食管、胃、十二指肠、空肠。整个过程需要医生仔细、轻柔地操作，确保小肠镜顺利通过并观察到目标部分的情况。在检查过程中，医生可能会对发现异常的组织进行活检或刮取样本，以便做进一步的病理学检查。之后是退镜过程。随后，医生会将小肠镜插入患者的肛门，向上依次进入直肠、结肠、穿过回盲瓣进入回肠。整个过程医生操作仔细、轻柔，确保小肠镜顺利通过并观察到目标部分的情况。在检查过程中，医生可能会对发现异常的组织进行活检或刮取样本，以便做进一步的病理学检查。之后是退镜过程。

小肠镜检查注意事项

（1）检查前一般需要完善相关检查，如血常规、传染病、凝血、心电图等（上述检查由医生根据患者情况评估后开检查单）。

（2）建议检查前3天吃少渣半流食，即无粗纤维的食物（如粥、藕粉、豆腐、蒸蛋、稀饭、面条），忌食西瓜等带核水果及茴香、韭菜等多纤维素食物；检查前1天忌食稀饭、蒸蛋、牛奶等流质或半流质食物。在进行小肠镜检查前，患者至少需要禁食6小时。

（3）根据医嘱正确服用肠道清洁药物，需要反复饮水、排便，直到排出清水便为止；长期便秘者可提前2天服用缓泻剂以保证检查当日肠道清洁状况良好。

（4）检查前停止服用抗凝、抗血小板类（如阿司匹林、波立维、华法林等）药物一周，是为了减少肠镜检查要做活检的出血可能性，小肠镜检查服用利血平、降压0号者，应咨询专科医生，停药后1周，方可进行活检和检查。糖尿病患者和吸烟者则需要在检查前1天暂停降糖药、胰岛素和吸烟。由于口服钡剂不被胃肠吸收，完全排出体外需要3～5天的时间，所以建议钡餐检查1周后，再做小肠镜检查，以免残留的钡剂影响视野。

（5）小肠镜检查需要一名家属陪同。

小肠镜检查并发症及处理

虽然小肠镜检查是一种相对安全的检查方法，但仍然存在一定并发症的风险，如穿孔、出血等。一旦出现并发症，医生会根据具体情况采取相应的处理措施，如止血、修补等，以确保患者的安全。

明明白白做医学检查

小肠镜检查报告解读

小肠镜检查报告是医生根据镜下的观察,给出的描述、诊断和建议。报告中会详细描述小肠内部的正常表现和病变的情况,包括炎症、溃疡、息肉等。

小肠镜检查后的注意事项

(1)小肠镜检查后家属必须全程陪伴,防止跌倒。

(2)由于麻药的持续作用,检查者当日不能骑车、驾车、从事高空作业和机械操作,以防意外发生。

(3)如果检查后出现肠胀气(一般由于检查过程中充气所致),可以在检查 2 小时后采取头低位,臀部抬高,有利于气体从肛门排出,如腹痛、胀气加重,应及时通知医生处理。

(4)小肠镜检查后 2 小时方可进食、进水,当天流质饮食,第 2 天恢复正常饮食。

(5)检查后未做活检者可持小肠镜报告到门诊看结果;如做了活检者先送病理标本,然后持病理结果到内镜室取小肠镜报告后,至门诊看结果。

小肠镜检查相对于胃镜检查和结肠镜检查,临床数量要少很多,操作也更复杂。原因在于小肠病变,特别是小肠肿瘤的发病率低,所以不作为体检项目,体检一般用胶囊内镜来实现(见下文)。但是对患有小肠疾病或怀疑有小肠疾病的患者,小肠镜检查是不可避免的,因为它可以准确地诊断小肠疾病,为后续治疗提供依据。通过本节的介绍,希望大家可以了解小肠镜,并能知道它的价值。

胶囊内镜检查

或许有人会讲到这个话题：现在，很多医院在体检时都有一个很高级的检查手段，吃下去一个胶囊就可以检查整个消化道的病情，比常规胃镜和结肠镜检查更加简单，并且无任何痛苦！听到这个是不是很有诱惑力？这个胶囊就是胶囊内镜，它是科学技术不断发展的产物，胶囊内镜检查作为一种新型的消化道检查方法，确实受到了越来越多的人关注。胶囊内镜检查作为一项先进的医学检查技术，以其非侵入性、便利性以及对患者的友好性脱颖而出。患者可以在完全不知不觉中，让医生远程观察整个消化道的内部情况。这种技术发展不仅让医生能够更加全面、精确地诊断消化道疾病，也为患者带来了更为舒适的检查体验。需要注意的是，虽然胶囊内镜检查具有许多优点，但它并不能完全替代传统的内窥镜检查方法。在某些情况下，医生可能还需要结合其他检查手段来进行综合诊断。因此，在进行胶囊内镜检查前，患者应详细咨询医生，了解相关注意事项和准备工作，以确保检查顺利进行。

那么，胶囊内镜真的这么神奇吗？就没有任何不良反应吗？有没有什么风险？需不需特殊准备呢？适应什么人群呢？从下面的介绍，你就能找到答案。

什么是胶囊内镜检查

胶囊内镜检查，就是利用一种微型胶囊式的内窥镜来进行检查。这种胶囊内部装有微型摄像头和光源，患者通过口服的方式将其吞入体内。胶囊在消化道内移动的过程中，拍摄消化

明明白白做医学检查

道内部的图像,并通过无线传输系统将这些图像发送到体外的接收器。医生通过分析这些图像,对患者的消化道情况进行评估和诊断。胶囊内镜检查的范围主要为小肠部位,同时还可以对食管、胃和结直肠等部分进行观察和诊断。值得注意的是,胶囊内镜主要的观察部位为小肠,原因是胶囊内镜的检查灵敏度比不上胃镜和结肠镜,胶囊内镜的漏诊率相对较高,不能完全替代胃镜和肠镜等检查方式,所以临床上不建议单纯使用胶囊内镜对胃肠进行检查。在需要进行胶囊内镜检查时,应配合其他检查手段,如胃镜、结肠镜等,以获取更全面的诊断信息。

胶囊内镜检查适合人群

(1)疑似患有小肠疾病的患者(如克罗恩病、小肠肿瘤或息肉等),尤其是那些经过其他检查方法如结肠镜、胃镜等无法明确诊断的患者。

(2)存在不明原因的胃肠道症状,如慢性腹泻、贫血、隐血阳性等。

(3)需要全面观察整个消化道内部的患者。

(4)体检人群。

不适合胶囊内镜检查人群

(1)消化道畸形、胃肠道梗阻、消化道穿孔、狭窄或瘘管患者:由于胶囊内镜需要通过胃肠道,这些状况可能导致胶囊内镜无法顺利通过或加重病情。

(2)体内植入心脏起搏器或其他电子仪器者:这些设备可能使胶囊内镜产生信号干扰,影响其正常功能。

(3)严重吞咽困难者:这类患者无法顺利吞咽胶囊内镜,因此无法进行此项检查。

（4）各种急性肠炎、严重的缺血性疾病及放射性结肠炎患者：在疾病活动期，尤其是溃疡性结肠炎急性期和暴发型患者，由于肠道状况不佳，胶囊内镜可能无法获得准确的检查结果。

（5）年老体弱和病情危重者：由于身体状况较差，可能无法耐受胶囊内镜的检查过程。

（6）无手术条件者及拒绝接受任何外科手术者：如果胶囊内镜滞留，可能无法通过手术取出。

（7）对高分子材料过敏者：胶囊内镜的制造材料可能引发过敏反应。

胶囊内镜检查步骤

首先，应按照要求进行肠道准备，如控制饮食、服用清肠药物等。其次，在医生指导下，患者将胶囊内镜如同药丸一般吞下。胶囊通过消化道时，拍摄并传送图像，患者在此期间可以正常活动。最后，胶囊内镜在完成任务后随大便排出。

胶囊内镜检查注意事项

（1）医生检查前全面评估有没有胃肠道梗阻、狭窄、憩室及瘘管等情况，如有这些情况不宜进行此项检查。

（2）检查前 1 天应进食低纤维、无渣的食物，如白粥、面条、鱼、蛋羹等。避免食用蔬菜、水果等粗纤维食物，如青菜、西瓜、火龙果等。

（3）检查前 1 天进行肠道准备（清洁肠道、排出肠道内容物）。在服用胶囊内镜前，患者至少需要禁食 6 小时。

（4）检查当天穿着舒适的衣物，并佩戴专用的数据接收器。

（5）避免接触强磁场，如 MRI 设备。要保持适当的运动，以帮助胶囊更好地移动和拍摄。

（6）按时记录食物摄入和任何异常感觉。

胶囊内镜检查并发症及处理

胶囊内镜的并发症较为少见，主要可能有：①胶囊卡顿，如有狭窄或梗阻，胶囊可能无法正常通过，需要医生根据情况具体判断；②胶囊丢失或无法排出，在极少数情况下，可能需要手术干预。

胶囊内镜检查报告解读

胶囊内镜检查报告是医生根据胶囊摄像设备拍摄到的图像进行分析和诊断的结果。报告中会详细描述消化道内部的病变情况，如炎症、溃疡、息肉、肿瘤等。报告通常会标明图像的位置，以及潜在的病变特征。

胶囊内镜检查后的注意事项

（1）在吞服胶囊内镜后至少应禁食、禁饮 2 小时，4 小时后可进流质、半流质饮食，胶囊内镜排出体外后恢复正常饮食。

（2）如果胶囊内镜 24 小时后仍未排出体外，应联系医生。

（3）如有胃肠不适，胀气或腹痛持续，也应尽快就医。

膀胱镜检查

张大爷最近两天小便时发现尿液呈红色，这可吓坏了家里人，赶紧把张大爷带到医院泌尿外科就诊，医生询问了张大爷的症状并给张大爷化验了小便之后，对张大爷说需要做一个膀胱镜检查。张大爷一听害怕了，膀胱在肚子里，怎么用"镜子"看啊，从哪里进去呢？不会要开刀吧！医生看到了张大爷疑惑和害怕的表情，笑着解释道，老人家不用担心，这个膀胱镜是从尿道进去的,而且我们会使用麻醉剂,没有很大的痛苦,不用担心,张大爷这才放下悬起来的心。膀胱镜检查也是一种内窥镜检查技术,把带摄像头的管子伸入膀胱内查看膀胱壁的情况。

膀胱位于盆腔内,在体外是看不到的,对它的细小的病变,一般的检查技术不能做出准确的诊断,但是膀胱镜可以完成这一任务。膀胱镜检查不仅可以诊断、活检病变,还可以进行膀胱镜下的治疗。通过了解检查流程和潜在的风险,患者可以更好地准备并配合此项检查。膀胱镜有着独特的直观性和准确性,成为泌尿系统疾病诊断不可或缺的一部分。这项技术既可以帮助医生检测膀胱病变,还能执行某些治疗操作。接下来,让我们详细介绍膀胱镜检查,对这项医学检查了解得更加清晰。

什么是膀胱镜检查

膀胱镜检查,也称为膀胱内窥镜检查,是将膀胱镜——一种细长的光学仪器,通过尿道外口顺尿道插入膀胱,直接观察膀胱和尿道内病变的检查方法。医生通过显示器可以直接观察膀胱内黏膜上皮的病变,可以直观地观察膀胱内是否有炎症、结石、肿瘤等。同时,这个器械还有一个通道,可以通过水流充盈膀胱,确保视野清晰。当观察到膀胱黏膜有异常或膀胱壁有肿物时,也可以取少量的病变组织做病理检查,以明确病变的性质,为治疗提供诊断依据,是膀胱肿瘤最重要的检查项目。膀胱镜检查不需要全身麻醉,只需要局部麻醉。

膀胱镜检查适合人群

(1)不明原因的血尿或尿路感染患者,尤其是肉眼血尿,有助于查找出血部位和原因。

(2)与膀胱相关疾病的确诊,如肿瘤、异物和结石等,还可以确定膀胱肿瘤的性质、部位、大小、数目等，为治疗提供依据。

（3）输尿管梗阻或肿瘤压迫造成肾积水需要在输尿管里放置引流管缓解肾积水的患者。

（4）膀胱镜下进行的膀胱疾病治疗，如取结石、异物、肿瘤活检、电灼止血等。

（5）膀胱周围的病变，如前列腺肿瘤，通过膀胱镜帮助了解病变对膀胱有无侵犯和侵犯程度。

（6）膀胱功能障碍，如尿失禁、尿频或尿急等症状，经过一般检查、B 型超声扫描及 X 射线检查等手段，仍不能明确诊断膀胱、尿道和上尿路疾病的患者。

不适合膀胱镜检查的人群

（1）尿道狭窄，无法成功插入膀胱镜。

（2）膀胱容量小于 50 毫升，检查容易导致膀胱损伤。

（3）尿道炎、膀胱炎等急性感染未愈患者。

（4）患有易出血性疾病患者。

（5）妇女处于月经期或妊娠期。

膀胱镜检查步骤

（1）准备阶段：患者需空腹，并可能需要服用抗生素预防感染；检查前先排空膀胱，避免尿液影响检查。

（2）局部麻醉：通过尿道给予局部麻醉，以减少不适感。

（3）插入膀胱镜：患者应采取仰卧截石位，双腿妥善固定在检查台上，以便医生进行操作。医生轻轻地将膀胱镜插入尿道，进入膀胱进行检查。

（4）观察与操作：医生通过膀胱镜观察膀胱内部情况，根据情况进行必要的取样或治疗。

（5）退镜：检查结束后，医生将膀胱镜退出。

膀胱镜检查注意事项

（1）检查前3天多喝水达到冲洗膀胱的作用。

（2）检查前3天禁止性生活。

（3）检查前1天应洗澡，更换内衣裤，防止尿道感染。

（4）检查当日可正常饮食，多喝水，需要有家属或朋友陪同。

（5）进入膀胱镜室检查前应将尿液排空。

（6）检查过程中避免移动身体或做出抵抗动作，以免损伤尿道。

（7）膀胱镜检查尽量不要和其他检查预约在同一天做。

（8）如果服用抗凝药，如阿司匹林、华法林、波立维等的患者，请务必告知医生，一般需停药一周再行检查；能否停药请询问主诊医生。

膀胱镜检查并发症及处理

尽管膀胱镜检查是一种相对安全的检查方法，但仍可能出现一些并发症，如尿道灼伤、出血、感染、疼痛和过敏反应等。尿道损伤或膀胱穿孔属罕见情况，发生这些情况时，医生会及时采取相应的治疗措施，如使用抗生素、止血药物或其他药物等，严重者可能需要进一步的手术干预。

膀胱镜检查报告解读

膀胱镜检查报告是检查医生根据检查所见，给出的描述、诊断和建议意见。报告中会详细描述膀胱内部及尿道的正常表现及病变情况，如结石、肿瘤的大小、形态和位置等。如果进行了组织活检，也会有相关的描述。

膀胱镜检查后的注意事项

患者需在检查室外休息观察 1 小时左右,没有什么不适后方可离开医院。检查后排尿时可能会有轻微烧灼感或血尿,这是正常现象,通常 1～2 天会消失。其间应多饮水,增加排尿次数,以预防尿路感染。需要注意的是,如果出现发热、严重的腹痛或持续的血尿,应及时就诊。

输尿管镜检查

王大爷今年 62 岁,体检发现小便隐血,检查一圈排除了肾炎、尿路结石、膀胱疾病等原因,最后通过 CT 尿路成像(CTU)怀疑是输尿管肿瘤导致。医生建议张大爷做个输尿管镜检查,以明确诊断。张大爷紧张了,一脑子的问题,输尿管在哪里? 输尿管镜又是个什么样的检查? 有没有痛苦? 需不需要麻醉? 后续对身体有没有损伤? 可能很多人对于输尿管和输尿管镜检查不太了解。输尿管根据字面意思可以理解为运输尿的管子,正常人的尿液是在肾脏产生的,之后经过双侧输尿管(左、右各一条),运输到膀胱内储存,达到一定量后通过尿道排出体外。输尿管镜是一种无创检查,输尿管镜从尿道口进入,直通输尿管腔,进而观察输尿管的病变情况,并可能需要进行取石、碎石等操作,需要在全面麻醉状态下进行。输尿管镜检查作为一种重要的诊疗手段,在输尿管疾病的诊断和治疗中发挥着关键作用。下面将详细解读输尿管镜检查的相关知识,帮助大家更好地了解这一检查手段,为健康保驾护航。

什么是输尿管镜检查

输尿管镜检查是一种利用输尿管镜直接观察输尿管内部病变的检查方法。医生通过尿道将输尿管镜轻轻插入,沿着尿道、膀胱进入输尿管,从而观察输尿管的形态、有无结石、肿瘤等病变。这种检查方法具有直观、准确的优点,对输尿管疾病的诊断和治疗具有重要价值。

输尿管镜检查适合人群

(1)怀疑有输尿管结石、肿瘤、炎症等疾病的患者:特别是当其他检查方法无法明确诊断时,输尿管镜检查往往能提供关键信息。

(2)输尿管结石患者:输尿管结石可能导致尿路梗阻和感染等问题,通过输尿管镜检查,医生可以准确判断结石的位置和大小,从而制订合适的治疗方案。

(3)输尿管狭窄患者:当输尿管内径变窄,尿液无法正常流动时,输尿管镜检查可以帮助医生了解狭窄的程度和位置,以便进行扩张或修复治疗。

(4)输尿管肿瘤患者:输尿管镜检查可以直观地观察肿瘤的大小、位置和形态,有助于医生进行准确的诊断和制订治疗方案。

(5)输尿管先天性异常患者:如输尿管重复畸形、输尿管裂隙等先天性问题,输尿管镜检查可以帮助医生了解上述异常的具体情况,为治疗提供依据。

(6)不明原因血尿、不明原因输尿管梗阻、输尿管异物、输尿管息肉的患者,以及需要进行输尿管中/下段结石、膀胱结石、尿道结石治疗的患者。

不适合输尿管镜检查人群

（1）严重心肺功能不全患者：由于输尿管镜检查过程中需要使用麻醉药物，部分患有严重心肺功能不全的患者在麻醉后可能出现呼吸困难的情况，因此不适宜进行此项检查。

（2）凝血机制障碍患者：这类患者的凝血能力较差，进行输尿管镜检查时可能会出现术中出血过多的情况，从而引发失血性休克，因此也不适合此项检查。

（3）存在重度肾积水或肾脏肿瘤的患者：这类患者的情况较为复杂，不适合进行输尿管镜检查。

（4）糖尿病患者：患有糖尿病者，身体抵抗力会下降，不利于检查后的恢复，因此需谨慎选择是否进行输尿管镜检查。

（5）急性或慢性尿路感染患者：若患者存在尿路感染且伴有发热症状，一般不建议进行输尿管镜检查。

除了上述人群外，有盆腔手术或放疗病史的患者，以及因输尿管固定、狭窄、纤维化导致输尿管镜插入困难的患者，也不适合进行输尿管镜检查。

输尿管镜检查步骤

（1）术前准备：患者需进行必要的检查，如血常规、尿常规等，以评估身体状况。同时，医生向患者详细解释检查过程及可能的风险。

（2）麻醉与体位：患者采取截石位，进行局部麻醉或全身麻醉，确保患者在检查过程中舒适无痛。

（3）插入输尿管镜：医生通过尿道将输尿管镜轻轻插入至输尿管。在此过程中，医生会密切关注患者的反应，确保操作安全。

（4）观察与记录：医生通过输尿管镜观察输尿管内部情况，记录病变的位置、形态等信息，并拍摄照片或录像以供后续分析。

（5）取样与治疗：如发现结石、肿瘤等病变，医生可在输尿管镜下进行取石、活检等操作。对某些病变，还可进行激光治疗等。

（6）退镜：检查完成后，医生将输尿管镜缓慢拔出，确保尿道无损伤。

输尿管镜检查注意事项

（1）检查前一晚 12 点以后应禁食和禁水，以免在检查时出现恶心、呕吐等症状，影响检查结果。

（2）遵医嘱服用导泻药物，如硫酸镁、乳果糖等，以促进排泄，清洁肠道。

（3）患者保持放松心情，避免过度紧张情绪。

输尿管镜检查并发症及处理

虽然输尿管镜检查是一种相对安全的检查方法，但仍可能出现一些并发症。

（1）尿道损伤：可能出现尿痛、血尿等症状。处理方法包括留置尿管、止血等。

（2）感染：可能引发尿路感染、肾盂肾炎等。处理方法包括使用抗生素进行治疗。

（3）输尿管穿孔：虽然罕见，但一旦发生应立即处理，如放置输尿管支架等。

输尿管镜检查报告解读

输尿管镜检查报告是检查医生根据检查过程中的观察和分

析所得出的结论,报告中通常包含以下内容。

(1)输尿管内部情况描述:包括输尿管的形态、颜色、有无结石、肿瘤等病变。

(2)所见病变位置及大小:详细描述病变所在的位置、大小及形态,为后续治疗提供依据。

(3)活检:如进行活检,报告中会包含活检的部位情况。

(4)医生建议:根据检查结果,医生会提出相应的治疗建议或随访计划。

输尿管镜检查后的注意事项

(1)注意休息:检查后患者需适当休息,避免剧烈运动以防出血。

(2)饮食调整:检查后,多喝水以帮助排尿和冲洗尿道。术后患者应注意饮食的清淡和易消化,避免进食辛辣、油腻、刺激性食物,以防加重胃肠道负担,引起腹胀、腹痛等不适症状。可以选择食用小米粥、面条等容易消化的食物,并适当补充纤维素,多吃蔬菜、水果。

(3)观察尿液:术后患者应注意观察尿液的颜色和尿量,如出现血尿、尿痛等症状,应及时就医。这通常是术后的正常反应,但如果症状持续加重,可能是感染的迹象,需要及时处理。

(4)遵医嘱用药:术后患者可能需要服用一些抗生素等药物,以防止感染和减轻炎症反应。患者应该按照医生的指示按时服药,不要随意更改药物剂量或停药。

(5)定期复诊:患者应根据医生的建议,定期进行复查,以便医生及时了解患者的恢复情况,并根据情况调整治疗方案。

阴道镜检查

女性的重要性体现在多个方面,女性是社会的半边天,是推动社会进步的重要力量。女性健康是现代医学研究的重要领域之一,而阴道镜检查作为专项的妇科检查方法,为我们提供了观察阴道和宫颈健康状况的手段。据《2024 年全国癌症报告》显示,2022 年我国宫颈癌新发病例数和死亡人数分别为 15.07 万和 5.57 万。而根据国家癌症中心 2024 年的数据,子宫颈癌的发病率为十万分之二十一点一八,死亡率为十万分之八点零六。阴道镜检查以其直观、准确的特点,帮助医生及时发现并诊断妇科疾病,尤其是对宫颈癌的早期发现,意义重大。

什么是阴道镜检查

阴道镜检查,就是医生利用一个特制的阴道镜,通过放大(5~40 倍)阴道和宫颈部位的上皮组织,以观察肉眼看不到的微小病变。可以发现阴道和宫颈的非正常改变,如炎症、感染、异常生长或早期肿瘤等。这种检查方法操作简便、无痛苦,可以反复进行,因此成为早期发现宫颈癌和其他宫颈疾病的重要工具。

阴道镜检查适合人群

(1)已婚或未婚但有性生活经历的女性:特别是那些久治不愈的宫颈柱状上皮异位、有接触性出血史、分泌物增多、宫颈细胞学检查阳性、亚临床人乳头病毒感染等患者。

(2)宫颈疾病患者:如宫颈糜烂、宫颈息肉、宫颈子宫内膜异位症等。

（3）外阴、阴道病变患者：如外阴营养障碍、尖锐湿疣等。

（4）宫颈细胞学检查低度鳞状上皮内病变（LSIL）及以上、或非典型鳞状上皮细胞（ASCUS）伴高危型人乳头瘤病毒（HPV）阳性者。肉眼观察怀疑有癌变的女性。

2020年发布的《阴道镜应用的中国专家共识》中指出，阴道镜检查的主要指征包括异常或不确定的子宫颈癌筛查结果。症状或体征提示可疑子宫颈癌、下生殖道异常出血、反复性交后出血或不明原因的阴道排液。下生殖道的癌前病变治疗后的随访。

当镜下发现可疑病灶时，需取组织活检送病理科进一步检查。阴道镜检查的最佳时间是月经结束3天以后，绝经后无时间限制。

不适合阴道镜检查人群

（1）月经期女性：月经期间，女性的阴道内存在大量经血，此时进行阴道镜检查可能会导致细菌进入阴道，增加感染的风险。因此，建议女性避开月经期进行阴道镜检查。

（2）存在急性或亚急性生殖器炎症、盆腔炎性疾病的患者：这些炎症会影响阴道镜检查的结果，甚至可能加重炎症症状。应先进行治疗，待炎症控制后再考虑进行阴道镜检查。

（3）宫颈严重病变或宫颈手术后3个月以内的患者：宫颈严重病变可能影响检查结果，而宫颈手术后短期内进行阴道镜检查可能增加感染或出血的风险。

（4）有不规则阴道出血的情况：这种情况下进行阴道镜检查可能会干扰检查结果，并可能加重出血症状。

（5）患有严重全身性疾病，无法耐受检查者：如严重的心肺功能不全等,可能无法耐受阴道镜检查过程。

阴道镜检查步骤

在私密、舒适的环境下,患者取膀胱截石位。医生轻柔地将阴道镜插入阴道,观察宫颈和阴道壁。如果发现病变区域,医生可能会取一小块组织送病理检查。

阴道镜检查注意事项

(1)阴道镜检查前 48 小时内不宜有阴道冲洗、细胞学刮片、妇科检查、阴道药、性生活、阴道 B 超等刺激阴道等行为。

(2)注射低分子肝素钠,或服用华法林或阿司匹林或其他抗凝溶栓药物的患者,建议在不影响原发疾病病情的前提下,检查前停药 48 小时。

(3)围绝经期女性或雌激素水平下降者,可在检查前 2～3 周局部应用雌激素,以提高检查的准确性。

(4)避开经期,如患有严重的宫颈炎、阴道炎等炎症,应先进行抗炎治疗,待炎症好转后再进行检查。

(5)检查前可正常饮食,不需要禁食禁水,以免在等候或检查过程中发生低血糖而晕倒。

(6)为保障患者安全,阴道镜检查当天需有家属陪同,建议穿着宽松衣物。

(7)检查前需排空尿液,随身携带卫生巾或护垫,检查前贴于内裤中减少污染。

(8)放松心情,紧张可能会导致肌肉紧张,使检查过程不舒服。

阴道镜检查并发症及处理

阴道镜检查虽然是一种相对安全的检查方法,但仍可能出现一些并发症,如轻度不适感、下腹坠胀感等。这些不适通常可以耐受,如出现难以忍受的情况,应及时告知医护人员以做处理。此外,如活检后出现出血、感染等并发症,也需及时就医处理。

阴道镜检查报告解读

阴道镜检查报告将提供详细的检查结果,包括宫颈和阴道壁的描述,以及是否有异常发现。如果进行了活检,报告也将就活检部分进行描述。

阴道镜检查后的注意事项

(1)如果检查结束后阴道内留有止血纱布,需按照医嘱于24 小时内取出止血纱布。检查后请保持外阴干爽清洁,观察出血量,如出血量多于月经量或出现其他不适症状,需立即至就近医院就诊。

(2)检查后 2 周内不宜性生活、盆浴、游泳,2 周内尽量避免骑自行车、电瓶车,避免剧烈运动。

阴道镜检查的一个重要意义就是诊断宫颈癌,特别是早期宫颈癌的诊断,守护女性的健康。阴道镜检查方便快捷,相对无痛,整个检查过程大概需要 10～30 分钟。通过上面的介绍,相信女性全面了解了阴道镜,检查时也不必心存恐惧和不安。有了阴道镜检查,女性可以更好地管理自己的健康。

宫腔镜检查

张阿姨,退休工人,今年 58 岁,绝经已经好几年了,这几天阴道又出血了,并且跟之前月经一样的规律,有由少到多的趋势。妇科常规检查后又做了阴超检查,阴超结果提示子宫内膜不均匀增厚,建议做个宫腔镜的检查。张阿姨犹豫了,因为她只听说过胃肠镜检查,还没听说过宫腔镜检查,所以害怕太痛苦。医生解释需要从阴道插入一个小镜子,在电视屏幕上观察子宫的情况,也不需要全身麻醉,没有太多的痛苦。张阿姨对宫腔镜比较陌生,分不清什么是阴道镜,什么是宫腔镜。宫腔镜同阴道镜一样,也是妇科常用的检查手段,也可对病变部分进行组织活检,并且可以进行相关治疗,不同的是宫腔镜能够深入女性的子宫内部,帮助医生直观、准确地了解子宫内的病变情况。那么,宫腔镜检查究竟是什么? 它适用哪些人群? 检查步骤和注意事项又有哪些呢? 接下来,就让我们一起走进宫腔镜检查的世界,深入了解宫腔镜。

什么是宫腔镜检查

宫腔镜检查,是一种利用光学仪器对女性子宫内部进行直接观察的检查方法。将宫腔镜通过阴道和宫颈放入子宫腔内,直接观察子宫内壁和宫腔内的情况。它可以让医生像探险家一样详细地检查是否有息肉、肌瘤或异常出血等。这种检查方法既可以帮助医生发现子宫内的病变,还可以直接取样进行活检,为疾病的诊断和治疗提供重要依据。就像使用潜望镜探索深海一样,宫腔镜让我们得以探索子宫这个神秘而重要的器官。

宫腔镜检查适合人群

(1)异常子宫出血患者:如育龄期及绝经期妇女出现月经过多、过频、不规则阴道流血等症状。

(2)阴道异常排液患者:怀疑可能有子宫内膜癌及其癌前

病变时。

（3）不孕不育及复发性流产患者：通过宫腔镜检查可以了解宫腔环境，查找不孕或流产的原因。

（4）在其他检查中发现有子宫内部结构异常的女性。

（5）子宫内膜异位症或子宫内膜增生的疑似患者。

（6）需要移除宫内节育器或宫内异物的女性。

不适合做宫腔镜人群

（1）全身状况差或存在严重脏器疾患者：如果患者全身状况差，体温达到或超过 37.5℃，或者合并严重的心、肺、肝、肾等脏器疾患，难以适应宫腔镜检查操作，应暂缓或避免进行宫腔镜手术。

（2）血液系统疾病患者：有血液系统方面疾病且没有后续治疗措施的患者。

（3）存在生殖系统感染或炎症患者：盆腔处于急性或亚急性生殖道炎症时，或合并生殖系统结核未经抗结核治疗，以及阴道感染者，做宫腔镜手术容易导致逆行感染，引起腹腔炎症。

（4）子宫状况不佳患者：子宫穿孔、子宫大量出血、子宫畸形以及宫腔粘连等患者，做宫腔镜手术可能会影响手术操作或导致损伤。

（5）癌症患者：浸润性宫颈癌和宫颈浸润癌患者不适合做宫腔镜手术，因为宫腔镜需在宫腔内进行，而这类患者可能需要进行子宫切除术。

（6）妊娠期妇女：妊娠的患者进行宫腔镜手术容易导致流产。

（7）近期有子宫手术史患者：近 3 个月内有子宫穿孔或子宫手术史者，由于可能存在大出血、腹膜炎等风险，不宜做宫腔镜检查。

宫腔镜检查步骤

（1）取适宜体位：患者需排空膀胱，采取膀胱截石位。

（2）局部消毒与麻醉：对患者的外阴、阴道和宫颈进行常规消毒，并可能使用局部麻醉药物以减轻患者的不适感。

（3）扩张宫颈：使用宫颈钳固定宫颈，扩张宫颈口，为宫腔镜进入子宫腔做准备。

（4）宫腔镜检查：将宫腔镜送入宫腔，通过膨宫和照明，依次检查子宫的各个部位，观察是否有异常病变。如果有可疑病变区域，需要进行组织活检，就像在未知土地上取样一样。

（5）退镜：检查结束，仪器撤出，宫腔恢复平静。

宫腔镜检查注意事项

（1）避开月经期进行检查。

（2）患者在检查前应保持外阴清洁，避免性生活，以免影响检查结果。

（3）检查过程中放松心情。

宫腔镜检查并发症及处理

尽管宫腔镜检查是一种相对安全的检查方法，但仍可能出现一些并发症。发生出血或感染时，医生会根据情况予以压迫止血、止血药或抗生素治疗等。子宫颈损伤或创伤时，给予相关医疗处理。在极少数情况下可能会发生子宫穿孔，医生会给予相关医疗处理。

宫腔镜检查报告解读

宫腔镜检查报告中会详细描述子宫内部的情况，包括子宫内膜的厚度、回声是否均匀、是否存在息肉、肌瘤或肿瘤等病变。

报告还会提及宫颈、输卵管开口等部位的情况。如有需要活检或治疗的部分,也会有相关描述。

宫腔镜检查后的注意事项

(1)轻微的不适或出血,这是正常现象。

(2)避免在术后 24 小时内沐浴,以免水流入宫腔。

(3)术后患者应适当休息,避免剧烈运动和重体力劳动。应注意饮食调理,避免食用过于刺激性的食物。

(4)术后患者应保持外阴清洁,避免使用含有刺激性化学物质的产品清洗阴道。

(5)术后患者应密切观察阴道出血、腹痛等症状的变化情况。如出现异常情况,应及时就医。

宫腔镜检查是妇科常用的检查技术,近些年来,随着技术的不断进步和创新,宫腔镜检查的安全性和效果不断提高,吸引了更多的医生和患者关注。宫腔镜主要关注子宫内膜的病变,能够直接观察子宫内膜生长状况、内膜厚薄、是否均匀、有无肿瘤等情况,并可以对病变部位进行活检检查,有助于判断子宫内膜的健康状态。宫腔镜检查还可以明确两侧输卵管开口是否通透、有无狭窄等,对于输卵管开口不通畅或存在粘连,也可以在宫腔镜下开展多种治疗,对较小粘连进行松解、息肉摘除、内膜肌瘤进行切除手术等操作。

展望未来,随着宫腔镜技术的不断发展和完善,其在妇科领域的应用将会更加广泛和深入。一方面,宫腔镜检查将更加精准和高效,能够更好地满足临床诊断和治疗的需求;另一方面,随着新型器械和技术的不断涌现,宫腔镜检查将更加微创、安全和舒适,为患者提供更好的医疗体验。

第 6 章

说一说与检查有关的心里话

编者在检查科室工作了 20 多年,接待了数万名患者,虽然在大多数情况下大家对检查都持有积极配合的态度,但有些问题还是会经常出现的,下面我们来聊一聊和检查有关的心里话。

我对自己的疾病了解吗?

求医问药,是每一个人都要经历的事情,大部分人都希望自己能在最快的时间内恢复正常。但是,古语云:"病来如山倒,病去如抽丝,"再简单的疾病都有一个治疗和康复过程,不能操之过急。编者从医 20 多年,接待了非常多的检查患者,发现很多患者对自己的病情并不了解,这里面有很多原因。这时候有两种选择,一是相信你的主治医生,配合完成各项检查和治疗;二是礼貌地咨询你的主治医生,或查阅有关资料,了解自己的病情。当你掌握这些信息后,就会主动地配合医生完成各项诊疗活动,更快地康复。这里举个例子,患者 A,50 多岁女性,最近感觉自己全身酸痛,于门诊就医,要求医生给她做全身检查,医生经过仔细的检查后,没有发现阳性体征,就选择给她检查一些体检常用的实验室指标和超声检查,结果都正常。但是患者仍坚持认为自己的身体有问题,要求继续检查,医生本着职业操守拒绝了她的要求,结果患者大闹诊室,说医生无能,不负责任,让人哭笑不得。这里有人要说了,她自己要检查就给她开检查单呗。但是,我们医生不能这么做,我们不是卖东西的小商贩,卖得越多越好,医生要对患者负责,做没有必要的检查既浪费患者的金钱、时间,一些检查还会让患者承受不必要的辐射,也占用了宝贵的公共资源,这是不可取的。患者 B,因自己无医保,拿着他人的医保卡开单后到放射科检查,放射科医师接诊后发现患者信息严重不符,拒绝给他检查,结果患者恼羞成怒,对接待医生大打出手,导致医生多处软组织受伤和骨折,最终患者 B 因寻衅滋事被批捕,受到法律应有的惩罚。这里要告诉大家,医保卡只能供本人使用,借给他人使用是违反医保经费使用规定的,属于违法行为,严重的会被冻结医保使用权,所以千万不要把医保卡借给他人使用,医院的医生有权拒绝为借用他人医保卡的患者提供医疗服务。

如何和医生有效地沟通?

就诊时,患者向医生咨询是很正常的事情,医生在精力、时间允许的情况下,会给予必要的解释。但是,有些情况处理不好,不讲究些技巧,会让医生被动,患者尴尬。这里就常见的几种情况,和大家谈一谈,希望对大家有帮助。

拿网上咨询与现实中医生对比

常有患者习惯于网络搜寻,上网了解医疗知识是很多人的爱好,一是现在信息丰富,确有与教材一样全面的解释;二是有很多科普知识,更容易理解。这都是好事,但也常有各式各样非权威的解释,患者若拿断章取义的片段性信息及只言片语的判断来问医生,医生往往难以解答。

咨询多位医生对比

很多患者有病乱投医可以理解,但是对一个问题咨询多位医生,一位医生一个说法,最后不知道信谁的。实际上,医学本身就有很多争议,各位医生因为各自专业和阅历,对疾病认识常不一样。如果这样问医生,后边的医生怎么解释? 特别是在同一医院同一科室反复咨询,医生会十分尴尬。说也不是,不说也不是。这种情况,患者应该知晓没有医生愿意不明就里否定同行。

医生开的药不吃,疑心病重,反复咨询

有些患者不吃医生开的药,却轻信一些网络谣言,说这个药有毒不能吃。或者,说药店的人说的,或者其他医生说了最好减量云云,拿此类疑问咨询医生,常会引起医生对自我不信任感。实际上,很多医生的认识不同,比如附子,有的医生依据患者病情,一剂用量可达 100 多克的,也有的医生一克也不敢用,这里有医术的问题,所以小马过河要不得。

不挂号加塞或者强行闯进诊室

这大家都懂,但是很多人在做。试想医生正在聚精会神看病,突然有人闯入诊室向医生问这问那,医生怎么看病? 如果这是医生刚看过的患者还好,如果很久的了或者是别的医生看过的患者,医生是不便作答的,因为看病需认真对待,让医生看一下就确认有无问题,谁敢?

明明白白做医学检查

不分时间随意打电话

医生没有给你电话号码很正常，这是医生的隐私权。如果碰上乐意给你电话号码的医生，那是幸事。但是打电话有技巧，要避开医生的工作时间（尤其是做手术的医生）和夜晚休息时间。如果不是有紧急情况，应该避免随意打电话。即使通话，也要长话短说。

吃了药后不舒服的

没有一个医生对用药后患者情况和反应能准确预测，其中的影响因素很多。按照过去中医的做法，医生要看着患者煎药，然后再看着吃下去，说明这里边操作过程很重要。现在都是将药带回去或者代煎，要是吃了没效，或者吃了头晕恶心或者口麻，或者阳事偶然不利，这让医生解释，医生怎么说得清楚？承认是药方的问题？这先要了解清楚原委，不然怎么解释？气势汹汹质问医生，万一这些是正常的现象呢？因此，遇到这样问题，要与医生心平气和地沟通，如实反映情况，如果质问医生通常人会启动自卫防御，而使沟通无效。

拿各种检查检验结果要求中医医生解释的

有患者拿着超声报告来询问中医医生是否肾不好需要补肾？中医的肾的概念和解剖意义上的肾完全不是一个概念。如果非要拿着结果做判断，很容易出现纰漏。根据以往的经验，老中医中有乐意看检验报告的，但也有不怎么看报告的，非要拿着结果让判断，自然不会说明白了。当然，遇上了会看并且能讲出所以然的，那是最好不过了。

拿着中医治疗方案问西医

遇上没有道德的医生，把中医治疗方案说得一无是处，否决加鄙视，那就惨了。这里边其实要分清楚中医、西医、中西医或西中医，要有针对性地咨询，医学也有隔行如隔山的道理。

多疑、大嗓门、爱吵架型

有的患者喜欢吵架，到哪里吵哪里，见了医生、护士总觉得自己就是上帝，用怀疑的眼光对待医生、护士的医疗行为，稍有不如意就发脾气。遇到这样的患者，医生脑子就乱了，怎么看病？这类患者，要做好自己的脾气管理，否则，到哪里都不受欢迎。

良好的医疗是医生和患者密切配合的结果，双方必须遵守基本的规则，懂些礼仪，这样医生才能安心工作，得利的自然是患者。如果沟通不畅，医生心中不安，沟通无效，日久受苦的还是患者自己。

如何克服检查恐惧症？

很多医学检查都会涉及一些比较轻微的疼痛或辐射，那么，是否因为畏惧这些轻微的疼痛或辐射而背负沉重的思想负担呢？答案是完全没有必要。经过数十年的发展，目前的各种医学检查已经充分考虑到受检者的安全和舒适感，所以常规的医学检查是不会让患者有远期的后遗症的，对于网络上一些标题党发布的谣言信息千万不要去相信。正所谓好事不出门，坏事传千里，在信息社会，一些别有用心的人利用大众对医学知识的缺乏和同情心散布虚假医疗信息，抓眼球、吸流量，大发横财，国家已经在对这些行为依法进行打击。我们要多从官方渠道了解各种医疗常识，不信谣，不传谣。还有一些人害怕检查出来一些疾病,而不敢去检查,这样更是自欺欺人。现代精准医学检查就是要在疾病的早期把疾病查出来,达到早期治疗、治愈的目的,如果因为害怕查出疾病而不去检查,万一真的患有某种疾病,那么就会耽误最佳的治疗时机。